Maxim Avanesov

Outcome der MitraClip® Therapie der ersten 104 Patienten am UKE

Maxim Avanesov

Outcome der MitraClip® Therapie der ersten 104 Patienten am UKE

Evaluation der Sicherheit und Effizienz der neuen Methode anhand klinischer Parameter bei einem 12-monatigen Follow-up

Südwestdeutscher Verlag für Hochschulschriften

Impressum / Imprint
Bibliografische Information der Deutschen Nationalbibliothek: Die Deutsche Nationalbibliothek verzeichnet diese Publikation in der Deutschen Nationalbibliografie; detaillierte bibliografische Daten sind im Internet über http://dnb.d-nb.de abrufbar.
Alle in diesem Buch genannten Marken und Produktnamen unterliegen warenzeichen-, marken- oder patentrechtlichem Schutz bzw. sind Warenzeichen oder eingetragene Warenzeichen der jeweiligen Inhaber. Die Wiedergabe von Marken, Produktnamen, Gebrauchsnamen, Handelsnamen, Warenbezeichnungen u.s.w. in diesem Werk berechtigt auch ohne besondere Kennzeichnung nicht zu der Annahme, dass solche Namen im Sinne der Warenzeichen- und Markenschutzgesetzgebung als frei zu betrachten wären und daher von jedermann benutzt werden dürften.

Bibliographic information published by the Deutsche Nationalbibliothek: The Deutsche Nationalbibliothek lists this publication in the Deutsche Nationalbibliografie; detailed bibliographic data are available in the Internet at http://dnb.d-nb.de.
Any brand names and product names mentioned in this book are subject to trademark, brand or patent protection and are trademarks or registered trademarks of their respective holders. The use of brand names, product names, common names, trade names, product descriptions etc. even without a particular marking in this works is in no way to be construed to mean that such names may be regarded as unrestricted in respect of trademark and brand protection legislation and could thus be used by anyone.

Coverbild / Cover image: www.ingimage.com

Verlag / Publisher:
Südwestdeutscher Verlag für Hochschulschriften
ist ein Imprint der / is a trademark of
AV Akademikerverlag GmbH & Co. KG
Heinrich-Böcking-Str. 6-8, 66121 Saarbrücken, Deutschland / Germany
Email: info@svh-verlag.de

Herstellung: siehe letzte Seite /
Printed at: see last page
ISBN: 978-3-8381-3713-1

Zugl. / Approved by: Hamburg, UKE, Diss. , 2013

Copyright © 2013 AV Akademikerverlag GmbH & Co. KG
Alle Rechte vorbehalten. / All rights reserved. Saarbrücken 2013

Inhaltsverzeichnis

1.	Arbeitshypothese und Fragestellung................................	3
2.	Einleitung..	4
2.1	Mitralinsuffizienz...	4
2.1.1	Epidemiologie und Klinik...	4
2.1.2	Pathogenese und Klassifikation der Mitralinsuffizienz........	5
2.1.3	Therapie der Mitralinsuffizienz.....................................	7
2.2	MitraClip System®..	9
3.	**Material und Methoden**..	**12**
3.1	Patientenkollektiv...	12
3.2	MitraClip® Prozedur...	13
3.3	Einschlusskriterien für die MitraClip® Implantation..........	16
3.4	Patientenausgangsdaten (Baseline) vor MitraClip® Therapie....	17
3.4.1	*Logistischer EuroSCORE*...	17
3.4.2	*STS-Score*...	19
3.5	12-monatiges Follow-up nach erfolgter MitraClip® Therapie...	20
3.5.1	*Lebensqualität*...	21
3.5.2	*Minnesota Living With Heart Failure* Questionnaire®......	22
3.5.3	*Patientenanleitung*...	23
3.5.4	*MLHFQ-Auswertung*...	24

3.5.5 NYHA-Klassifikation	25
3.5.6 NT-pro-BNP als Herzinsuffizienzmarker	27
3.5.7 6-Minuten-Gehtest	29
3.5.8 Echokardiographische Auswertung	31
3.5.9 Statistische Auswertung	31
4. Ergebnisse	**33**
4.1 Akute Ergebnisse	33
4.2 Untersuchungsdauer und Durchleuchtungszeit	35
4.3 Periprozedurale Komplikationen	35
4.4 Klinisches Outcome	36
4.5 Echokardiographisches Follow-up	39
4.6 Unerwünschte Ereignisse während des Follow-ups	40
5. Diskussion	**43**
5.1 Erfolgsraten der MitraClip® Therapie am UHZ	43
5.2 Wichtigsten unerwünschten Ereignisse	45
5.3 Limitationen der Studie und der MitraClip® Therapie	46
6. Zusammenfassung	**50**
7. Literaturverzeichnis	**51**
8. Anhang	**56**
9. Tabellen- und Abbildungsverzeichnis	**73**
10. Abkürzungsverzeichnis	**76**
11. Danksagung	**78**

1. Arbeitshypothese und Fragestellung

Die Mitralklappeninsuffizienz (MI) gehört weltweit zu den weitverbreitetsten Herzklappenerkrankungen. Besonders bei älteren Patienten steigt die Prävalenz der MI exponentiell an.

Aufgrund der im Alter zunehmenden, zahlreichen Begleiterkrankungen, die oft potentiell lebensbedrohliche Risikofaktoren darstellen, besteht bei älteren Pateinten nicht selten eine Kontraindikation gegenüber einer operativen Mitralklappenrekonstruktion oder sogar einem kompletten Mitralklappenersatz. Somit wurden solche Patienten bisher konservativ therapiert, da es keine sonstigen therapeutischen Möglichkeiten gab.

Im März 2008 hat das MitraClip System® in Europa die CE-Zertifizierung für den klinischen Gebrauch erhalten und ist bei den Patienten zugelassen worden, bei denen eine chirurgische Therapie aufgrund eines ungünstigen Risiko-Nutzen Verhältnisses kontraindiziert war.

In dieser Studie sollten die klinischen Auswirkungen der MitraClip® Therapie 12 Monate nach erfolgreicher Implantation bei den ersten 104 am UHZ therapierten Patienten mit einer hochgradigen MI im Hinblick auf verschiedene klinischen Parameter sowie auf die subjektive Lebensqualität der Patienten untersucht werden.

2. Einleitung

2.1 Mitralinsuffizienz

2.1.1 Epidemiologie und Klinik

Per Definition stellt die Mitralinsuffizienz (MI) eine akut oder chronisch auftretende Schlussunfähigkeit der Mitralklappe dar [1].

Patienten können bei einer leichtgradigen MI völlig asymptomatisch sein, oder aber bei progredienter MI Symptome wie Müdigkeit, Luftnot, Husten, Synkopen, Gewichtszunahme mit Ödembildung beklagen [1, 2].

Die MI spielt mit einer Prävalenz von 1,7% in den westlichen Ländern eine herausragende Rolle bei den Herzklappenpathologien. Besonders bei Patienten, die älter als 75 Jahre alt sind, steigt die Prävalenz einer höhergradigen MI unabhängig vom Geschlecht sogar auf 12% an [3]. Aufgrund der zunehmend steigenden Lebenserwartung und vermehrtem Auftreten von kardiovaskulären Risikofaktoren (Arterieller Hypertonus, Diabetes mellitus, Hyperlipoproteinämie, periphere arterielle Verschlusskrankheit) im Alter ist in Zukunft sogar noch mit einem weiteren Anstieg der Prävalenz, besonders für die funktionelle Mitralinsuffizienz zu rechnen [4]. Mehrere Arbeiten von Alain Carpentier et al. von 1983 zeigten die richtungsweisenden Mechanismen auf, die für die Entwicklung einer Mitralinsuffizienz verantwortlich sind und zu deren Klassifikation führten [5, Abbildung 1]

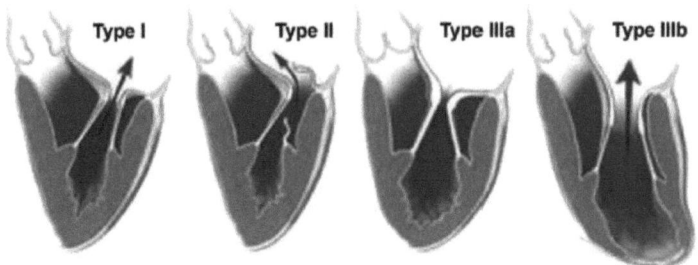

Abbildung 1: Klassifikation der Mitralinsuffizienz nach Carpentier et al., 1983
Typ I: Normale Beweglichkeit der Mitralklappensegel, MI aufgrund einer Segelperforation oder Annulusdilatation
Typ II: Erhöhte Motilität des freien Mitralklappensegelrandes über die Ebene des Mitralannulus während der Systole aufgrund einer Elongation oder Ruptur der Chordafasern
Typ IIIa: Eingeschränkte Motilität der Mitralsegel während der Öffnungsphase in der Diastole aufgrund rheumatisch bedingter Klappenveränderungen
Typ IIIb: Eingeschränkte Motilität der Mitralsegel während der Systole aufgrund ischämisch bedingter Papillarmuskeldysfunktion

2.1.2 Pathogenese und Klassifikation der Mitralinsuffizienz

Bei der Mitralinsuffizienz wird in Abhängigkeit von der Genese eine primäre oder valvuläre MI von einer sekundären oder funktionellen MI unterschieden [6].

Bei der primären MI spielen besonders degenerative myxomatöse Veränderungen der Mitralklappe (Morbus Barlow) selbst die Hauptrolle für die Entstehung der MI. Dazu gehören Veränderungen im Bereich des Klappenanulus oder der Prolaps eines oder beider Mitralsegel, so dass es zu einer zunehmenden Motilität der Segel über die Anulusebene hinaus kommt [7-10].

Statistisch am häufigsten entsteht der degenerativ bedingte Mitralsegelprolaps im Bereich des mittleren P2-Segmentes des PML [11, Abbildung 2]. Außerdem führen eine Elongation oder Abriß der Chordae tendineae oder der Papillarmuskeln sowie eine angeborene Mitralklappendysplasie ebenfalls zu einer primären MI, so dass die Dysfunktion der Mitralklappe zu einer vermehrten Volumenbelastung des linken Ventrikels führt.

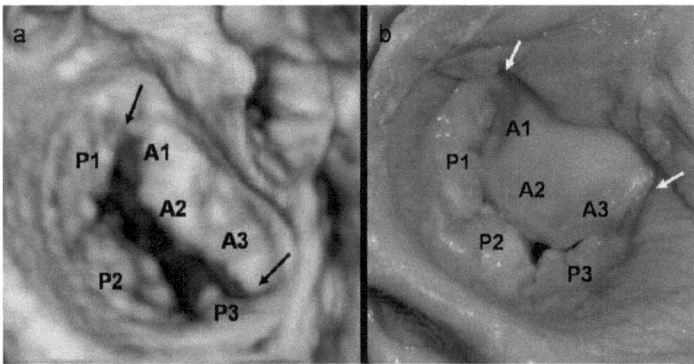

Abbildung 2: (a) 3D-TTE Bild der Mitralklappe während der Diastole und (b) das anatomische Äquivalent mit Blick aus dem linken Vorhof. Die Segmente des posterioren Segels sind nach Carpentier et al. von lateral nach medial mit P1, P2, P3 benannt und teilen das Segel in Drittel. Entsprechende Bereiche auf dem anterioren Segel sind mit A1,A2,A3 bezeichnet. P: Posteriores Segel, A: Anteriores Segel, Pfeile: Beide Kommissuren am Ende der Koaptationslinie. [12]

Im Gegensatz zur primären MI entsteht die sekundäre MI als Folge von pathologischen Veränderungen besonders des linken Ventrikels. Als Ursachen dafür kommen eine ischämische Herzerkrankung, eine postinfarzielle MI, eine dilatative Kardiomyopathie oder seltener auch rheumatisches Fieber infrage. Aufgrund der Dilatation des linken Ventrikels und des Mitralklappenannulus entsteht konsekutiv eine MI einer morphologisch intakten Mitralklappe. Somit sind die Resultate einer Korrektur einer degenerativen MI entsprechend vielversprechender im Vergleich zu denen bei einer funktionellen MI [13, 14].

2.1.3 Therapie der Mitralinsuffizienz

Der therapeutische Ansatz richtet sich dementsprechend auf die Wiederherstellung der Klappenfunktion mittels kurativer Therapieansätze um einer konsekutiven Dilatation des linken Ventrikels zuvor zu kommen.

Zu den kurativen, operativ therapeutischen Maßnahmen gehören Verfahren der Mitralklappenrekonstruktion wie die valvuläre Anuluplastie oder ein kompletter prothetischer Mitralklappenersatz.

Bei symptomatischen Patienten mit einer hochgradigen MI werden diese Verfahren nach internationalen Leitlinien als Mittel der Wahl angesehen [15]. Dabei sollte dem Erhalt der nativen Klappe mit dem subvalvulären Halteapparat durch eine Rekonstruktion aufgrund des niedrigeren perioperativen Risikos und der besseren Langzeitprognose stets der Vorzug gegenüber einem Klappenersatz gegeben werden [16,17].

Bei asymptomatischen Patienten mit einer hochgradigen MI, verminderter LVEF ≤ 60% und/oder einem LVESD > 45mm, einer pulmonalen Hypertonie von ≥50mmHg in Ruhe oder bei einem Neuauftreten von Vorhofflimmern ist ebenfalls ein primär chirugischer Therapieansatz indiziert.

Andereseits ist nach den europäischen Leitlinien auch in Abwesenheit der obigen Kriterien bei einem geringen operativen Risiko an Zentren mit ausreichend großer Erfahrung mit Rekonstrukitonstechniken eine Klasse-IIa-

Empfehlung zugunsten des operativen Vorgehens ausgesprochen worden, da ein signifikanter Überlebnsvorteil von früh operierten asymptomatischen Patienten gegenüber konservativ therapierten Patienten beobachtet werden konnte [15, 18].

In Studien konnte gezeigt werden, dass die Effizienz einer Mitralklappenrekonstruktion bei einer sekundären, funktionellen Genese der MI niedriger als bei der primären MI ist. Trotz einer moderaten LVEF Verbesserung und der Abnahme des linksventrikulären Remodelings konnte durch diese Therapieanwendung kein Überlebensvorteil festgestellt werden [14,19].

Außerdem wird entsprechend europäischer Registerdaten lediglich bei 50% aller Patienten mit einer hochgradigen MI eine Rekonstruktion der Mitralklappe durchgeführt, da aufgrund des fortgeschrittenen Lebensalters, einer reduzierten LVEF und / oder weiterer Risikofaktoren das perioperative Risiko als zu hoch eingeschätzt wird [15, 69].

Ferner wird aufgrund der zunehmenden Lebenserwartung der Weltbevölkerung und der stetig wachsenden und sich weiterentwickelnden medizinischen Versorgung in Zukunft mit einem Anstieg eines solchen Patientenkollektivs zu rechnen sein. Diese wachsende Patientenpopulation wird ein erhöhtes operatives Risikoprofil aufweisen und somit für eine Rekonstruktion oder sogar einen prothetischen Klappenersatz ungeeignet sein.

Aus diesen Gründen wird der Bedarf nach alternativen Therapiemöglichkeiten besonders einer sekundären funktionellen MI immer größer.

Das MitraClip® System ist ein Beispiel für eine neuartige Therapieform, die auf der Grundlage einer seit über 10 Jahren bekannten operativen Methode basiert

[20] und sich besonders für die Patienten eignen könnte, die aufgrund von Kontraindikationen bisher nur konservativ therapiert werden konnten.

2.2 MitraClip System®

Das MitraClip System® (Abbott Vascular, Menlo Park, CA. USA) ist ein minimal-invasives, perkutanes, katheterbasiertes Verfahren zur Reduktion einer MI, Verbesserung der Beschwerden bei Herzinsuffizienz sowie Erhöhung der Lebensqualität mittels der Weiterentwicklung der double-orifice Technik nach Alfieri et al.,2001 [20].

Das System besteht aus 3 Hauptkomponenten [21, Abbildung 3]:

- Einem steuerbaren Führungskatheter (steerable Guide Catheter)
- Einem Clip-Trägersystem (Clip Delivery System)
- Einem MitraClip-Implantat (MitraClip Device)

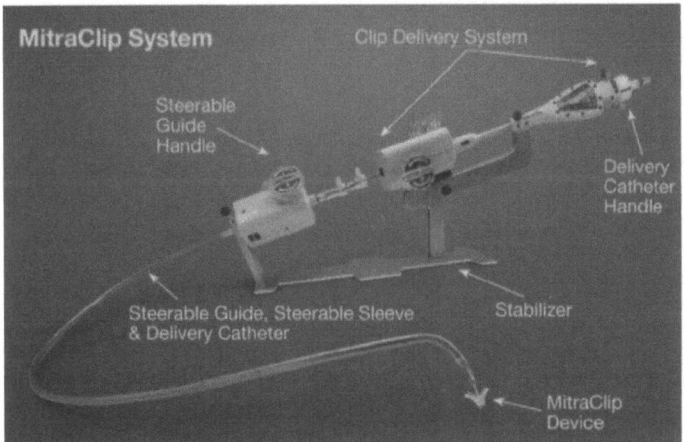

Abbildung 3: MitraClip System® mit 3 Hauptkomponenten und Steuerelementen: 1. Führungskatheter (Steerable Guide Catheter), 2. Clip-Trägersystem (Clip Delivery System), 3. MitraClip-Implantat (MitraClip Device®), © Abbott Laboratories

Der MitraClip® wird direkt über den Katheter auf die Mitralklappensegel angebracht, ohne dabei den Brustkorb öffnen zu müssen, wie es bei einem operativen Mitralklappenersatz bei einer hochgradigen MI der Fall ist. Der Führungskatheter wird über die Femoralvene und die untere Hohlvene (Vena cava inferior) bis zum rechten Vorhof vorgeschoben und gelangt mittels Septumperforation in den linken Vorhof auf die Mitralklappenebene. Über den Führungskatheter wird mit Hilfe des Clip-Übertragungssystems das MitraClip®-Implantat eingesetzt [Abbildung 4].

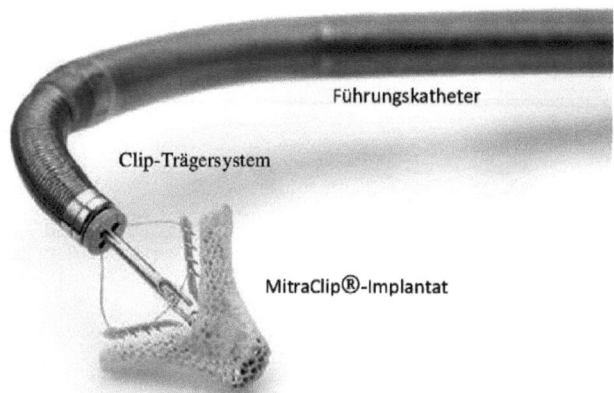

Abbidung 4: Führungskatheter mit dem Clip-Trägersystem und dem Implantat, © Abbott Laboratories

Beim Einsetzen des MitraClips® ist darauf zu achten, dass die Mitralklappensegel zwischen den Armen und den Greifern des MitraClips® zu liegen kommen um eine maximale Koaptation der Segel mit dem Clip und damit größte Stabilität während der Klappenöffnung und -schließung zu ermöglichen [Abbildung 5].

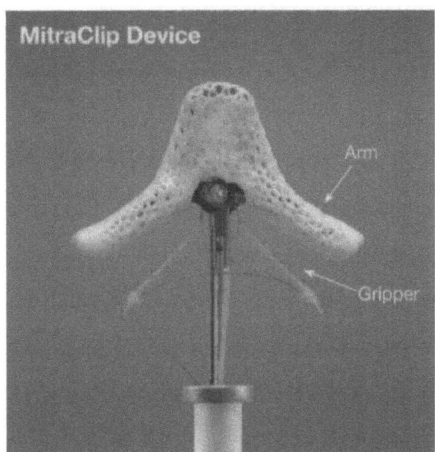

Abbildung 5: MitraClip Implantat (Device) mit Darstellung der Arme (Arms) und Greifer (Gripper), ©Abbott Laboratories

Das Clip-Trägersystem wird über eine Steuereinheit geführt, die mehrere Hebel zur Regulierung der Greifer- und der Armposition und zum Öffnen und Schließen des Clips enthält [Abbildung 6].

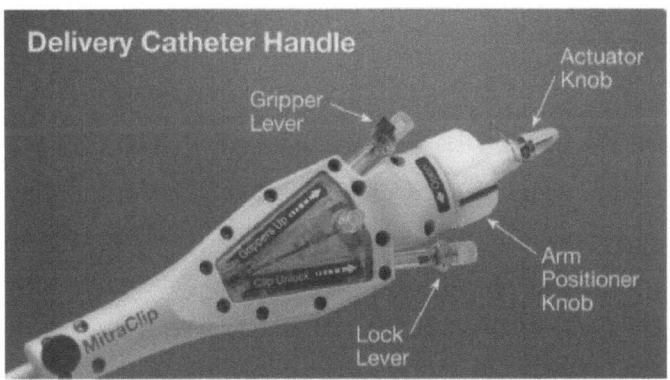

Abbildung 6: Steuereinheit des Clip-Übertragungssystems, ©Abbott Laboratories

3 Material und Methoden

3.1 Patientenkollektiv

Im Rahmen der Studie wurden die ersten 104 Patienten mit einer mittel- bis hochgradigen Mitralinsuffizienz (MI) untersucht, die in einem Zeitraum zwischen September 2008 und März 2010 am Universitätsklinikum Hamburg-Eppendorf eine MitraClip® Therapie erhalten haben. Sie waren aufgrund des Alters und/oder weiterer Risikofaktoren nach Diskussion im interdisziplinären Team aus kardiologischen und kardiochirurgischen Kollegen f ür eine operative Therapie der Mitralinsuffizienz nicht geeignet gewesen [21, Tabelle 1]. Das durchschnittliche Alter der Patienten betrug 74 ± 9 Jahre, von denen 64 (62%) Männer waren und es bestand bei allen Patienten eine mittel- (49 Pat.) bis hochgradige (54 Pat.) Mitralklappeninsuffizienz [Tabelle 1]. Von allen Patienten hatten 69 eine funktionelle MI, 28 eine degenerative MI und 7 Patienten hatten eine gemischte MI.

Der klinische Status der am Universitären Herzzentrum (UHZ) untersuchten Patienten unterschied sich statistisch signifikant in mehreren Aspekten von dem Status der Patienten aus der Endovascular Valve Edge-to-Edge Repair Study (EVEREST II).

Bei EVEREST II handelt es sich um eine prospektive multizentrische, randomisierte klinische Studie mit 279 eingeschlossenen US amerikanischen sowie kanadischen Patienten mit einer chronischen mittelgradigen (3+) bis hochgradigen (4+) Mitralklappeninsuffizienz, von denen 186 Patienten mit dem MitraClip® therapiert und 93 Patienten einem konventionellen chirurgischen Mitralklappentherapie (Mitralklappenrekonstruktion oder Mitralklappenersatz) unterzogen wurden (Randomisierungs – Ratio von 2:1). Den primären Endpunkt der Studie stellte der Vergleich der beiden angewendeten Therapieverfahren hinsichtlich der Sicherheit der Durchführung und der Effizienz der Reduktion der Mitralklappeninsuffizienz, jeweils nach 6, 12 und 30 Tagen, sowie einem 6- und 12-monatigem Follow-up bis zu 5 Jahren nach erfolgter Therapie dar [23, 64, Tabelle 3].

Während bei allen am UKE therapierten Patienten eine Kontraindikation gegenüber einer chirurgischen Therapie vorlag, waren in EVEREST II gemäß Studiendesign alle Patienten für eine chirurgische Therapie geeignet gewesen. Außerdem erfüllten 80% des untersuchten Patientenkollektivs die anatomischen Ausschlusskriterien von EVEREST II [Tabelle 2, Tabelle 3].

3.2 MitraClip® Prozedur

Das MitraClip System® (Abbott Vascular, Menlo Park, CA. USA) stellt eine perkutane, katheterbasierte Weiterentwicklung der von Alfieri et al. beschriebenen „Edge-to edge" Technik dar, bei der die freien Ränder von AML und PML im Bereich A2 und P2 durch eine Naht adaptiert werden, so dass um die Naht 2 runde Öffnungen in der Mitralklappe entstehen (double-orifice Technik) [20, Abbildung 7].

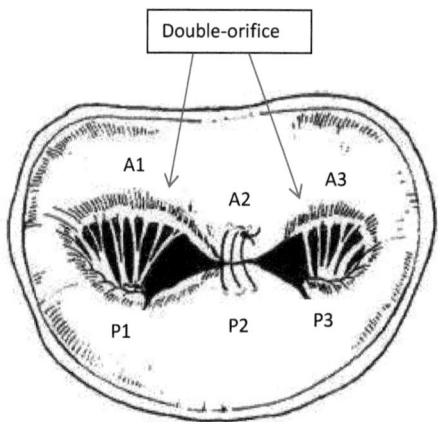

Abbildung 7: Kardiochirurgische Therapie der Mitralklappeninsuffizienz mit der Double-orifice Technik nach Alfieri O., Maisano F. et al. (2001) im Bereich A2 und P2 der Mitralklappe [20].

Beim MitraClip® Implantat handelt es sich um einen polyesterummantelten Kobalt-Chrom-Clip, dessen Arme 8x4mm messen. Der Clip wird unter allgemeiner Anästhesie mit einem 24-French-Einführungskatheter über die Vena femoralis bis in den rechten Vorhof eingeführt. Von dort aus wird das interatriale Septum perforiert und der Katheter mit dem Clip oberhalb der Mitralklappenebene im linken Vorhof positioniert.

Anschließend wird der MitraClip® unter 2D-/ 3D-transösophagealer echokardiographischer und fluoroskopischer Kontrolle ausgerichtet, durch die Mitralklappenöffnung in den linken Ventrikel vorgeschoben und im geöffneten Zustand zurückgezogen, bis die freien Ränder von AML und PML auf dei Arme des MitraClips® aufgeladen werden können.

Danach wird der Clip geschlossen, so dass eine feste Verbindung der beiden Mitralklappensegel im Bereich des Insuffizienz-Jets entsteht [Abbildung 8].

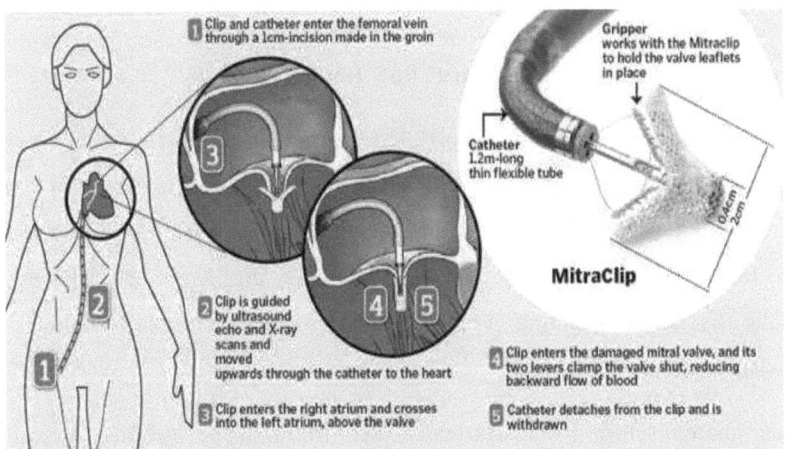

Abbildung 8:. Ablauf der MitraClip®-Implantation.
1. Über einen ca. 1 cm großen Schnitt in der Leiste wird der Katheter mit dem MitraClip in die V.femoralis vorgeschoben.
2. Echokardiolographisch und fluoroskopisch geführt, wird der Clip bis zum Herzen geleitet.
3. Der Clip wird über den rechten Vorhof per Septumperforation bis zum linken Vorhof, oberhalb der Mitralklappe geführt.
4. Der Clip ergreift die Spitze des AML und PML und reduziert somit die Insuffizienz der Mitralklappe.
5. Der Katheter wird von dem MitraClip abgelöst und aus dem Herzen entfernt.

Bei einer suboptimalen Plazierung des Clips kann er vor Ablösung des Führungskatheters jederzeit geöffnet werden und eine Repositionierung oder vollständige Entfernung kann erfolgen.

Anschließend lässt sich das Ergebnis sofort unter echokardiographischer Kontrolle unter physiologischen hämodynamischen Bedingungen beurteilen. Bei Bedarf können auch mehrere Clips konsekutiv implantiert werden.

Der Erfolg der MitraClip® Therapie wurde definiert als erfolgreiche Implantation von mindestens 1 Clip und einer residuellen Mitralinsuffizienz von ≤ 2+ nach der Implantation.

3.3 Einschlusskriterien für die MitraClip® Implantation

Außer dem bereits erwähnten selektierten Patientenkollektiv mit einer symptomatischen, mittel- bis hochgradigen primären oder sekundären MI bei einem aufgrund von Risikofaktoren und / oder Alter zu hoch eingeschätzten Risiko für eine operative MI Therapie, sind für die Anwendbarkeit des MitraClip Systems® mehrere Voraussetzungen an die Beschaffenheit der Mitralklappe gestellt worden [24]:

Zu den anatomischen Voraussetzungen der Mitralklappe gehören gemäß Feldman et al. ein Jetursprung der MI im Bereich der A2-P2 Segmente, eine Koaptationslänge der Mitralsegel über 2mm (A), eine Koaptationstiefe von unter 11mm (B) um eine bestmögliche Koaptation des Clips mit den Segeln und Stabilität des Systems zu ermöglichen, ein Prolapsspalt von weniger als 10mm (C) sowie eine Prolapsweite von weniger als 15mm (D) [24, 25, Abbildung 9].

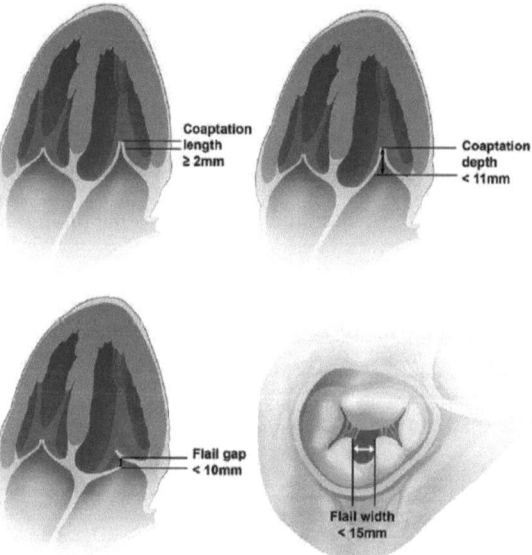

Abbildung 9: Anatomische Voraussetzungen der Mitralklappe für eine optimale MitraClip® Implantation nach Feldman T et al., J Am Coll Cardiol 2009; 54:686-94

3.4 Patientenausgangsdaten (Baseline) vor MitraClip® Therapie

Um das Outcome der MitraClip® Therapie in Bezug auf den MI Schweregrad und die Lebensqualität beurteilen zu können, wurden präinterventionell verschiedene Parameter als Ausgangswerte bestimmt und nach einem Zeitraum von 12 Monaten im Rahmen des Follow-up Termins kontrolliert und verglichen. Zu den ermittelten Parametern gehörten dabei das MI Schwerestadium, die NYHA-Klasse, der „Minnesota Living with Heart Failure questionnaire" (MLHFQ) - Score, mehrere echokardiographische Einflussgrößen auf die MI und die allgemeine Herzfunktion sowie die kardiologische Medikation als weiterer Indikator für den präinterventionellen Gesundheitszustand der Patienten.

Zur Abschätzung des prozentualen Mortalitätsrisikos der Patienten im Rahmen der MitraClip® Implantation wurden in der Studie anhand mehrerer möglichen Risikofaktoren mit Hilfe des logistischen EuroSCORE [26, 27, Abbildung 10] und des STS Risikoscores [28, Abbildung 11] individuelle Risikoprofile der einzelnen Patienten erstellt [Tabelle 1].

3.4.1 Logistischer EuroSCORE

Der logistische EuroSCORE entstammt der multinationalen EuroSCORE-Studie (European System for Cardiac Operative Risk Evaluation), bei der anhand von 19.030 Patientendaten 17 Risikofaktoren ausgewählt wurden, die mit einem signifikanten Einfluss auf die 30-Tage-Letalität nach einer herzchirurgischen Operation verbunden waren und sich damit gut zur präzisen Risikoadjustierung nach kardiovaskulären Eingriffen eignet [29, 30]. Zu den dort eingehenden Faktoren gehörten dabei patientenbezogene Faktoren wie das Alter, Geschlecht, chronische Erkrankungen wie COPD, pAVK, neurologische Erkrankungen, chronische Niereninsuffizienz. Außerdem wurden speziell kardiologische Risikofaktoren wie akuter Myokardinfarkt, instabile AP, pulmonalarterielle Hypertonie und eine verminderte LVEF sowie opearationsbezogene Faktoren wie eine Notfallindikation, ein Kombinationseingriff mit anderen operativen Verfahren, ein thorakaler Aorteneingriff und ein Postinfarkt-Ventrikelseptumdefekt miteinbezogen.

Jedem einzelnen Risikofaktor wurden anhand einer logarithmischen Formel bestimmte Score-Werte zugewiesen und daraus mit einem Online-Rechner für jeden Patienten das jeweilige Mortalitätsrisiko berechnet [26, 27, Abbildung 10].

Im Oktober 2011 wurde von der European Association for Cardio-Thoracic Surgery (EACTS) der oben beschriebene EUROSCORE durch dessen Nachfolger, den EUROSCORE II abgelöst. EUROSCORE II beinhaltet auch weiterhin patientenbezogene, kardiologische sowie operationsbezogene Risikofaktoren. Die wichtigsten Neuerungen gegenüber dem EUROSCORE betreffen eine differenzierte Einschätzung der Nierenschädigung mittels altersabhängiger Kreatitnin-Clearance sowie die Erfassung zusätzlicher Risikofaktoren wie der eingeschränkten Mobilität, Diabetes Mellitus, der NYHA-Klasse sowie einer weiteren Differenzierung des kardialen Eingriffs (z.B. Bypassversorgung, Klappenersatz oder Tumorresektion) um zu einer genaueren Risikoabschätzung vor der geplanten Prozedur zu gelangen. Bei allen in Zukunft mittels MitraClip® behandelten Patienten wird somit nur noch der neue EUROSCORE II berechnet [26, 27, Abbildung 10].

3.4.2 STS-Score

Der STS Score (Society of Thoracic Surgeons) gehört neben dem EuroSCORE zu den weitverbreitetsten Mortalitäts-Risikoprofilsystemen in den Vereinigten Staaten von Amerika und in Europa [31-34]. Er ermöglicht eine Risikoeinschätzung für Patienten mit Bypassoperationen, Aorten- oder Mitralklappenersatz sowie Mitralklappenrekonstruktion mit oder ohne begleitende Koronarchirurgie.

Er enthält über 40 klinische, operationsspezifische Risiko-Parameter zur Risikoprofilerstellung, die im Internet für jeden Patienten direkt in einer Datenbank ausgewählt werden können. Für die Gruppe der isoliert koronaroperierten Patienten lassen sich außer dem Mortalitätsrisiko noch die Wahrscheinlichkeiten anderer Endpunkte wie Liegezeiten <6 und >14 Tagen, eines Auftretens eines Schlaganfalls, Nierenversagens, tiefer Sternalwundinfektion, Re-Operation sowie verlängerter Beatmungszeit errechnen [31-34, Abbildung 11].

Die Risikoermittlung erfolgt wie auch beim logistischen EuroSCORE auf der Basis logistischer Regresionsmodelle, die anhand von 500.000 Eingaben zwischen 1994 und 2002 aus den Bereichen der Koronarchirurgie sowie Klappen- und Kombinationschirurgie gebildet wurden.

Damit fußt der STS-Score auf einer großen Datenbasis und lässt im Gegensatz zu anderen Scores am spezifischsten und umfassendsten risikoadaptierte Vorhersagen über Mitralklappeneingriffe treffen.

3.5 12-monatiges Follow-up nach erfolgter MitraClip® Therapie

Zur Reevalutaion der Mitralinsuffizienz und der gesundheitlichen Lebenqualität der Patienten im Anschluss an die MitraClip® Therapie wurde ein klinisches „Follow-up" im Abstand von 6 sowie 12 Monaten durchgeführt (Median 359 Tage, Interquartilsabstand, 248 bis 404 Tage).

Bei der klinischen Vorstellung der Patienten zum jeweiligen Follow-up Termin am UHZ erfolgte die Bestimmung des NYHA-Stadiums und des Serumspiegels von NT-proBNP sowie die Durchführung des 6-Minuten-Gehtestes und einer transösophagealen Echokardiographie (TEE) zur objektiven Reevaluation der Mitralinsuffizienz. Die subjektive Einschätzung der patienteneigenen Lebensqualität wurde mit dem MLHFQ (Minnesota Living with Heart Failure Questionnaire) erfasst.

Falls eine persönliche Vorstellung der Patienten am Universitären Herzzentrum Hamburg (UHZ) aufgrund von Komorbiditäten, Krankenhausaufenthalten, familiärer Situation, Entfernung zum Wohnort und Urlaub nicht möglich war, erfolgte die Datenerhebung zum Follow-up Termin durch ein persönliches telefonisches Gespräch mit den Patienten. Das stukturuierte telefonische Interview beinhaltete die Durchführung und Auswertung des MLHFQ.

Die gesammelten Patientendaten (Baselineparameter vor MitraClip® Therapie und Follow-up Parameter) wurden in die Datenbank FileMaker 11 Pro™ übertragen und anschließend in anonymisierter Form ausgewertet [22, Abbildung 12].

Alle Patienten, die an der vorliegenden Studie teilgenommen haben, waren über die Datenerhebung, deren Verbleib in der Datenbank und deren Auswertung durch ein persönliches Gespräch und eine Datenschutzerklärung informiert

gewesen und haben schriftlich eine Einverständniserklärung unterzeichnet
[Abbildung 13 und 14].

3.5.1 Lebensqualität

In der modernen Medizin hat der Begriff „Lebensqualität", besonders die auf die Gesundheit der Patienten bezogene Lebensqualität eine herausragende Bedeutung angenommen. Der Therapieerfolg einer Prozedur wird nicht mehr auschließlich anhand von objektivierbaren Messverfahren wie Laborwerten oder physikalischen Variablen beurteilt. Mittlerweile wird ebenfalls die Erhöhung der Leistungsfähigkeit und des psychischen Befindens als ein entscheidendes Kriterium für die individuelle Auswahl der Therapiemöglichkeiten angesehen und berücksichtigt.

Laut WHO Definition (von 1993) ist die Lebensqualität die „subjektive Wahrnehmung einer Person über Ihre Stellung im Leben in Relation zur Kultur und den Wertsystemen, in denen sie lebt und in Bezug auf Ihre Ziele, Erwartungen, Standards und Anliegen" [35].

Zur Erfassung der Lebensqualität und deren Veränderung aufgrund eines medizinischen Eingriffs wurden Fragebögen entwickelt, die die subjektive Komponente einer Therapie aus Patientensicht widerspiegelt. Die Fragebögen enthalten für Patienten leicht verständliche Fragen zu diversen alltagsrelevanten Lebensbereichen, darunter Gesundheitszustand, Familie, Beruf sowie Freizeit. Ein solcher Fragebogen ist der „Minnesota Living with Heart Failure Questionnaire"®, der in der vorliegenden Studie zur Anwendung kam um die Lebensqualität der Patienten vor der MitraClip® Therapie sowie nach dem 12-

monatigen Follow-up zu erfassen und damit Rückschlüsse auf den Therapieerfolg der Prozedur ziehen zu können. Dabei handelt es sich um einen krankheitsspezifischen Fragebogen, der speziell für Patienten mit einer Herzinsuffizienz entwickelt wurde [36].

3.5.2 Minnesota Living With Heart Failure Questionnaire®

Zur krankheitsspezifischen Einschätzung der Lebensqualität der Patienten mit einer chronischen Herzinsuffizienz wurde 1987 durch Rector et al. [36] in Amerika der „Minnesota Living with Heart Failure" (MLHFQ) entwickelt [Abbildung 15], der eine gute Realibilität sowie Validität aufweist [37, 38]. Die verwendeten Fragen wurden inhaltlich nach physischen (8 Fragen), psychischen Gesichtspunkten (5 Fragen), sowie nach allgemeinen, nicht zu den oben genannten Kategorien (Dimensionen) gehörenden Bereichen ausgewählt um eine repräsentative Aussage über die Auswirkung der chronischen Herzinsuffizienz auf die Lebensqualität der Patienten zu ermöglichen.

Dabei wurden Fragen zum Auftreten häufiger körperlicher Symptome und deren Auswirkung auf die alltägliche Belastung und Belastbarkeit gestellt, wie Kurzatmigkeit, Beinschwellungen, schnelle Ermüdung sowie Schlafstörungen.

Die psychische Verfassung der Patienten wurde im Fragebogen besonders in Bezug auf Depression und Angstgefühle miterfasst.

Bei den weiteren Fragen wurden die sozialen Funktionen berücksichtigt, wie Gehen, Treppen steigen, Hausarbeit verrichten, Lebensunterhalt verdienen, Notwendigkeit Pausen zu machen, in der Lage sein, das Haus selbständig zu verlassen, Freizeitgestaltung mit Freunden oder Familie, sexuelle Aktivität,

Appetitverhalten. Ferner wurden mentale Funktionen wie Konzentration, Gedächtnisleistung, Verlust der Selbstkontrolle und dem Gefühl, für die Anderen eine „Last" zu sein in die Befragung aufgenommen. Schließlich wurden zur Erfassung der Lebensqualität im Rahmen der Therapie Fragen zu Medikamentennebenwirkungen, Krankenhausaufenthalten und der Kostenübenahme seitens der Patienten gestellt.

Der Fragebogen besteht aus insgesamt 21 Fragen mit jeweils 6 Antwortmöglichkeiten, die von 0-5 reichen (Lickert scale). Die Lickert scale wurde von Rensis Lickert entwickelt und stellt ein Skalierungsverfahren zur Messung von persönlichen Einstellungen anhand fragespezifischer Items dar [39, 40]. Die Patienten wurden aufgefordert, auf eine Reihe von Aussagen (Items) zwischen einer Zustimmung (5=immer), Ablehnung (0=Nie), oder mehreren Abstufungsmöglichkeiten zwischen den beiden Extremwerten zu reagieren. Bei den Abstufungsmöglichkeiten hatten die Patienten die Wahl, sich zwischen selten (1), eher nicht (2), teilweise (3) und überwiegend (4) zu entscheiden. Pro Frage wurde somit eine Graduierung eines bestimmen Aspektes (z.B. Einschätzung der Kurzatmigkeit) gewährleistet und die Summe aus allen Fragen ließ auf die gesamte, individuell eingeschätzte Lebensqualität schließen.

3.5.3 Patientenanleitung

Die Fragebögen wurden jedem Patienten vor Implantation des MitraClips® zusammen mit der Datenschutzerklärung für den geplanten Eingriff und der Patienteneinverständniserklärung ausgeteilt um als Ausgangswert für die nachfolgedne Datenerfassung zu dienen [Abbildung 13 und 14]. Nach erfolgreicher Implantation des/der Clips wurde nach einem Abstand von 1 Jahr am UKE ein

Follow-up der Patienten durchgeführt, bei dem derselbe Fragebogen ausgeteilt wurde um das subjektive Ergebnis der Implantation auf die Lebensqualität kenntlich zu machen und somit auf positive oder negative Abweichungen in Bezug auf den erhobenen Ausgangswert rückschließen zu können. Jeder Patient sollte während des Ausfüllens ungestört sein und sich ausreichend Zeit nehmen, alle Fragen durchzulesen. Vor dem Bearbeiten der Fragebögen erfolgte stets eine mündliche Anleitung um mögliche Unverständlichkeiten zu klären und Fehler bei der Bearbeitung der Fragebögen zu minimieren.

3.5.4 MLHFQ-Auswertung

Der Fragebogen besteht aus insgesamt 21 Fragen mit 6 Antwortmöglichkeiten pro Frage (0-5). Die Fragen lassen sich in 3 Kategorien (Dimensionen) einordnen.

Kategorie 1: physische Funktion (Frage 2, 3, 4, 5, 6, 7, 12, 13)

Kategorie 2: psychische Verfassung (Frage 17, 18, 19, 20, 21)

Kategorie 3: allgemeine Kategorie (Frage 1, 8, 9, 10, 11, 14, 15, 16)

Die Auswertung des Fragebogens erfolgt durch eine globale Punktzählung (global score), wobei alle Antworten der gesamten 21 Fragen summiert werden. Die mögliche Gesamtpunktzahl erstreckt sich demnach zwischen 0 und 105 [36-39].

Dabei besteht bei einer "0" kein Einfluss auf die Lebensqualität während bei "5" der höchste, negative Einfluss auf die Lebensqualität vorliegt.

Tabelle 4: Auswertung des MLHFQ und dessen 3 Dimensionen [37]

MLHFQ		Meaning of Scores	
Dimension	Number of Items	"Worse" Score	"Better" Score
Physical dimension	8	40: Very limited in performing all physical activities	0: Performs all physical activities, including the most vigorous, without any limitation due to health
Emotional dimension	5	25: Anxiety, depression, and a feeling of being a burden to their family	0: Feeling peaceful and calm at all times
Overall	21	105: Very limited in performing all physical activities. Very depressed, tired, with a strong feeling of being a burden to others	0: Performs all physical activities, enjoys all aspects of life

Je höher die Gesamtpunktzahl im Fragebogen ist, desto schlechter ist die Lebensqualität der Patienten bzw. je niedriger die Punktzahl ist, desto besser wird die Lebensqualität von den Patienten eingeschätzt [Tabelle 4]. Wenn mehr als 50% der Antworten fehlen, gilt die Messung als ungültig. Bei fehlenden Antworten wird eine 0 gesetzt um dennoch eine Auswertung der Daten aus der Summe der ausgefüllten Einzelfragen zu ermöglichen [37, 41-43].

3.5.5 NYHA-Klassifikation

Die NYHA-Klassifikation wurde ursprünglich von der New York Heart Association entwickelt um die Herzinsuffizienz nach Schweregraden einteilen zu können. Im deutschsprachigen Raum ist zur Zeit die seit 2005 in den Leitlinien der Deutschen Gesellschaft für Kardiologie verwendete Fassung am weitesten verbreitet: [44]

I. Herzerkrankungen ohne körperliche Limitation. Alltägliche körperliche Belastung verursacht keine inadäquate Erschöpfung, Rhythmusstörungen, Luftnot oder Angina pectoris

II. Herzerkrankungen mit leichter Einschränkung der körperlichen Leistungsfähigkeit. Keine Beschwerden in Ruhe. Alltägliche körperliche Belastung verursacht Erschöpfung, Rhythmusstörungen, Luftnot oder Angina pectoris

III. Herzerkrankung mit höhergradiger Einschränkung der körperlichen Leistungsfähigkeit bei gewohnter Tätigkeit. Keine Beschwerden in Ruhe. Geringe körperliche Belastung verursacht Erschöpfung, Rhythmusstörungen, Luftnot oder Angina pectoris

IV. Herzerkrankungen mit Beschwerden bei allen körperlichen Aktivitäten und inRuhe (Bettlägerigkeit).

Die NYHA-Klassifikation lässt keine Rückschlüsse auf die Ätiologie der kardialen Störung zu. Sie stellt ein subjektives Schema dar, da die Einteilung in 4 Schweregrade maßgeblich von der persönlichen Einschätzung des untersuchenden Arztes und den Angaben des Patienten abhängig ist.

Die zur Beurteilung der Herzinsuffizienz herangezogenen Symptome beinhalten Dyspnoe, Zyanose, Nykturie, allgemeines Schwächegefühl und Müdigkeit, Angina pectoris oder kalte Extremitäten. Bei jedem Patienten aus der Studie wurde die jeweils der Leistungsfähigkeit entsprechende NYHA-Klasse vor der MitraClip ® Therapie sowie beim nachfolgenden 12-monatigen Follow-up am UHZ ermittelt, bzw. telefonisch erfragt.

3.5.6 NT-pro-BNP als Herzinsuffizienzmarker

Das NT-pro-BNP ist ein inaktives Spaltungsprodukt des B-Typ Natriuretischen Peptids (BNP), einem Hormon, das gemeinsamen mit weiteren natriuretischen Peptiden eine entscheidende Rolle in der Natriumhomöostase des Körpers als Schutz des kardiovaskulären Systems vor Volumenüberladung spielt [45]. Das BNP und die anderen natriuretischen Hormone führen zu einer stärkeren Vasodilatation der glatten Gefäßmuskulatur, zur Inhibierung des Renin-Angiotensin-Aldosteron Systems (RAAS) und hemmen somit die Natrium- und Volmenretention, so dass eine Vorlast- und Blutdrucksenkung resultiert [46].

Bei einer mechanischen Wandspannung der Kardiomyozyten im Ventrikelmyokard wird das biologisch inaktive, aminoterminale Signalpeptid NT-pro-BNP vom Vorläuferprotein pro-BNP abgespalten und äquimolar mit dem biologisch aktiven BNP synthetisiert und sezerniert [47, 48, Abbildung 16].

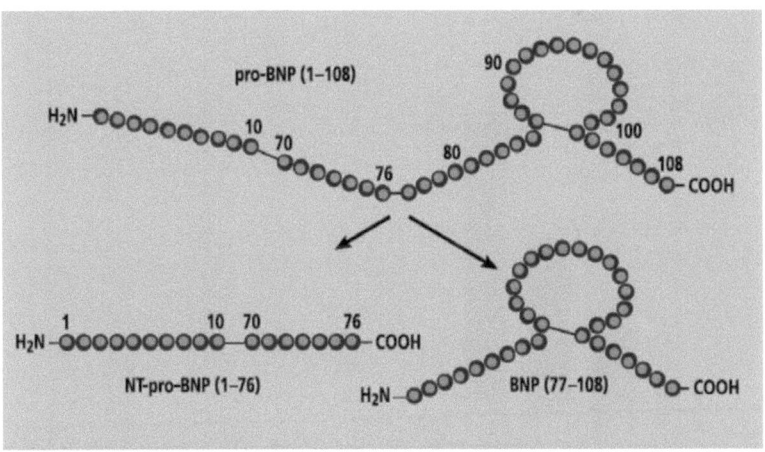

Abbildung 16: Aufspaltung des Vorläuferproteins (precursor) proBNP (1-108) in die Markerpeptide NT-pro-BNP (NT-proBNP [1-76]) und BNP (BNP [77-108]) (Luchner et al., Deutsches Ärzteblatt 2003, [48])

Biochemische Untersuchungen haben in Studien ergeben, dass das NT-pro-BNP als Spaltungsprodukt des pro-BNP eine höhere Stabilität und deutlich längere Halbwertszeit aufweist und wie das BNP Rückschlüsse auf kardiovaskuläre Erkrankungen, besonders die Herzinsuffizienz zulässt. Bei herzinsuffizienten Patienten führt eine erhöhte kardiale Wandspannung aufgrund der erhöhten Nachlast und des ventrikulären Remodellings zur vermehrten Ausschüttung von B-type natriuretischen Peptiden und damit auch den N-terminalen Peptidfragmenten (NT-pro-BNP) [49]. Bei dem Herzinsuffizienzstadium NYHA I ist der Marker auch bei asymptomatischen Patienten erhöht und steigt bei weiterer Progression der Herzinsuffizienz zum Teil überproportional stark an [48, Abbildung 17]. Er sollte jedoch aufgrund unzureichender Genauigkeit nicht zur alleinigen Zuordnung des NYHA-Stadiums verwendet werden [50]. Außerdem korreliert die Plasmakonzentration von BNP/NT-pro-BNP umgekehrt proportional mit der linksventrikulären Ejektionsfraktion [49, 51].

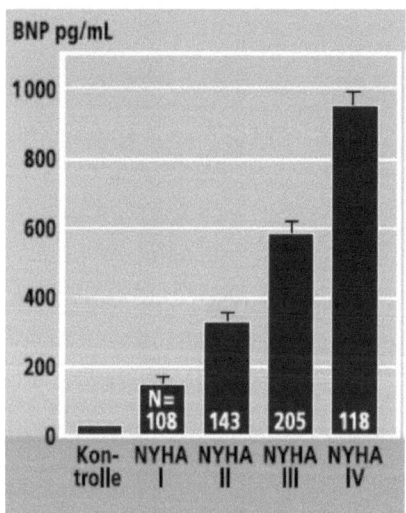

Abbildung 17: Zusammenhang zwischen dem klinischen Schweregrad der Herzinsuffizienz (NYHA-Stadium) und der Höhe der Plasmakonzentration von BNP, nach Maisel et al.2001, NYHA: New York Heart Association

Die Untersuchungen von Gustaffson et al. belegten, dass die Erhöhung des NT-pro-BNP Wertes als prognostischer Marker für die Einschätzung des kardiovaskulären Morbiditäts- sowie Mortalitätsrisikos anwendbar ist, d.h. bei herzinsuffizienten Patienten mit dem Risiko einer kardialen Dekompensation und Sterblichkeit korreliert [52-54].

Ferner wird aufgrund der hohen diagnostischen Sensitivität und des hohen negativ prädiktiven Wertes von >97% NT-pro-BNP in den Richtlinien der European Society of Cardiology (ESC) bei einem cut-off Wert von 125pg/ml zum Ausschluss einer linksventrikulären Dysfunktion empfohlen [53-55].

Bei Patienten mit einer Herzinsuffizienz stellt NT-pro-BNP somit einen guten Marker für deren Progredienz und als Verlaufsparameter dar, der unter erfolgreicher Therapie abfällt, so dass in der vorliegenden Studie bei den Patienten vor der MitraClip® Therapie und im Rahmen Ihres 12-monatigen Follow-up Termins der Serumspiegel kontrolliert wurde, um somit den Therapieerfolg klinisch beurteilen zu können.

3.5.7 6-Minuten-Gehtest

Der 6-Minuten-Gehtest ist ein einfach durchzuführender Belastungstest zur Quantifizierung der körperlichen Leistungsfähigkeit [56, 57, Tabelle 5]. Die Durchführung des Tests ist einfach gehalten und kann im Gegensatz zu anderen Belastungstests wie Ergometrie oder Laufbandbelastung auch bei schwer kranken Patienten angewendet werden. Bei der Durchführung des Tests ist darauf zu achten, die Patienten aufzufordern, während der gesamten 6 Minuten in einem für sie angemessenen, selbst gewählten Gehtempo entlang einer einer definierten Strecke gehen zu lassen. Dabei sollte das Tempo der Patienten einer gewöhnlichen Alltagsbelastung der Patienten entsprechen. Sollten die Patienten während der Gehphase Dyspnoe, Müdigkeit oder Angina pectoris Beschwerden verspüren, dürfen sie das Gehtempo verlangsamen, sich kurz an eine Wand anlehnen oder bei anhaltender Progredienz der Beschwerden den Test ganz abbrechen. Ansonsten ist nach einer Pause bei Nachlassen der Beschwerden der Test wieder aufzunehmen [58, 59].

Das Messergebnis ist jedoch von verschiedenen Parametern abhängig und variiert dementsprechend von Patient zu Patient. Dazu gehören die Motivation der Patienten, deren Beinlänge, Alter, Geschlecht, Komorbiditäten, Zeitpunkt der Messung, aber auch der Trainingseffekt, d.h. eine Verbesserung der Gehstrecke bei Wiederholung [60]. Als Normwert gilt eine Gehstrecke > 400m, wobei ein niedriger Wert als unspezifische Leistungsminderung gewertet wird und keinen Rückschluss auf die Ätiologie der Erkrankung zulässt [57-60].

Am UKE wurde auf dem Gang des UHZ eine Messstrecke von 50 Metern abgemessen und die Patienten wurden aufgefordert, diesen Gangabschnitt innerhalb von 6 Minuten, so oft ihre Leistungsfähigkeit es erlaubte, hin- und zurück zu gehen. Anschließend wurde die Anzahl der Runden gezählt und das Ergebnis mit 50 Metern pro Runde multipliziert.

Als Ausgangswert wurde die Gehstrecke vor der MitraClip® Therapie gewählt und mit den Ergebnissen der Follow-up Untersuchung 12 Monat nach Clip-Implantation verglichen, um eine Leistungsveränderung aufgrund der Therapie eruieren zu können.

3.5.8 Echokardiographische Auswertung

Die Gradeinteilung der Mitralinsuffizienz erfolgte anhand der Richtlinien der American Society of Echocardiography [61]. Nach der MitraClip® Therapie wurde der Schweregrad der Mitralinsuffizienz nach der Methode von Foster et al. beurteilt [62]. Zur Berechnung des LV-Volumens und der Ejektionsfraktion wurde die biplane Scheibchensummationsmethode nach Simpson verwendet. Das Insuffizienzvolumen wurde aus der Differenz des totalen LV Schlagvolumens (SV_{tot}) und des Herzminutenvolumens (HMV) berechnet, wobei SV_{tot} aus der Subtraktion des end-systolischen Volumens vom end-diastolischen Volumen abgeleitet wurde. Das HMV wurde als Produkt der LVOT Querschnittsfläche und dem Geschwindigkeits-Zeit Integral im LVOT berechnet. Die Regurgitationsfraktion wurde aus dem dem Quotienten aus Regurgitationsvolumen und SV_{tot} ermittelt. Der Schweregrad der Mitralklappenstenose wurde unter Anwendung des mittleren transmitralen Gradienten mit der CW-Doppler-Echokardiographie bestimmt.

3.5.9 Statistische Auswertung

Kontinuierliche Variablen wurden in der Studie als Durchschnittswerte ± Standardabweichung oder als Median mit einem Interquartilsabstand angegeben. Kategorische Variablen wurden als Zalhenwerte oder als Prozentanteile notiert. Zur Abschätzung der Überlebenszeit der Patienten wurden Überlebens-Analyse-Methoden angewandt. Die Zusammenhänge zwischen den Patientencharakteristika und Ihrer Überlebenszeit wurde mit Hilfe des Long-Rank-Tests und des Cox-Regressionsmodells untersucht. Die Grenzwerte für eine Dichotomisierung der kontinuierlichen Variablen sowie deren Einfluss auf

Ereignis-freie Überlebenszeiten wurden mit Hilfe einer ROC-Kurve (Receiver Operating Characteristic) bestimmt.

Die Gegenüberstellung der kontinuierlichen Variablen erfolgte unter Anwendung des Wilcoxon-Vorzeichen-Rang-Tests bei paarigen Stichproben, bzw. durch den Mann-Whitney U Test bei unpaarigen Stichproben. Eine Einweg-Varianzanalyse wurde verwendet um die kontinuierlichen Variablen in EVEREST II gegenüber der vorliegenden Studie vergleichen zu können. Für die Gegenüberstellung der kategorischen Variablen wurde der exakte Fisher-Test herangezogen. Ein zweiseitiger P-Wert < 0.05 wurde als statistisch signifikant angesehen.

4. Ergebnisse

4.1 Akute Ergebnisse

Eine erfolgreiche Mitra Clip® Implantation konnte im Rahmen einer Erstprozedur bei insgesamt 96 Patienten (92%, KI, 85% - 97%) beobachtet werden [Abbildung 18]. Bei diesen Patienten konnte der MI Schweregrad signifikant von 3.5 ± 0.5 auf 1.6 ± 0.5 (P<0.0001) gesenkt werden.

Bei 60 Patienten blieb eine MI vom Schweregrad 2+ und bei 36 Patienten eine MI vom Schweregrad 1+ erhalten. Bei den übrigen 8 Patienten ist eine MitraClip® Implantation nicht gelungen (n=3) oder hat nicht zu einer signifikanten MI Reduktion auf weniger als den Schweregrad 3+ geführt (n=5).

Aus den insgesamt 101 Patienten, die eine MitraClip®Implantation erhalten haben, haben 62 Patienten 1 Clip, 34 Patienten haben 2 Clips und 5 Patienten haben mehr als 2 Clips eingesetzt bekommen. Die durchschnittliche Krankenhausverweildauer betrug 9 Tage (IQR, 7 bis 14 Tage).

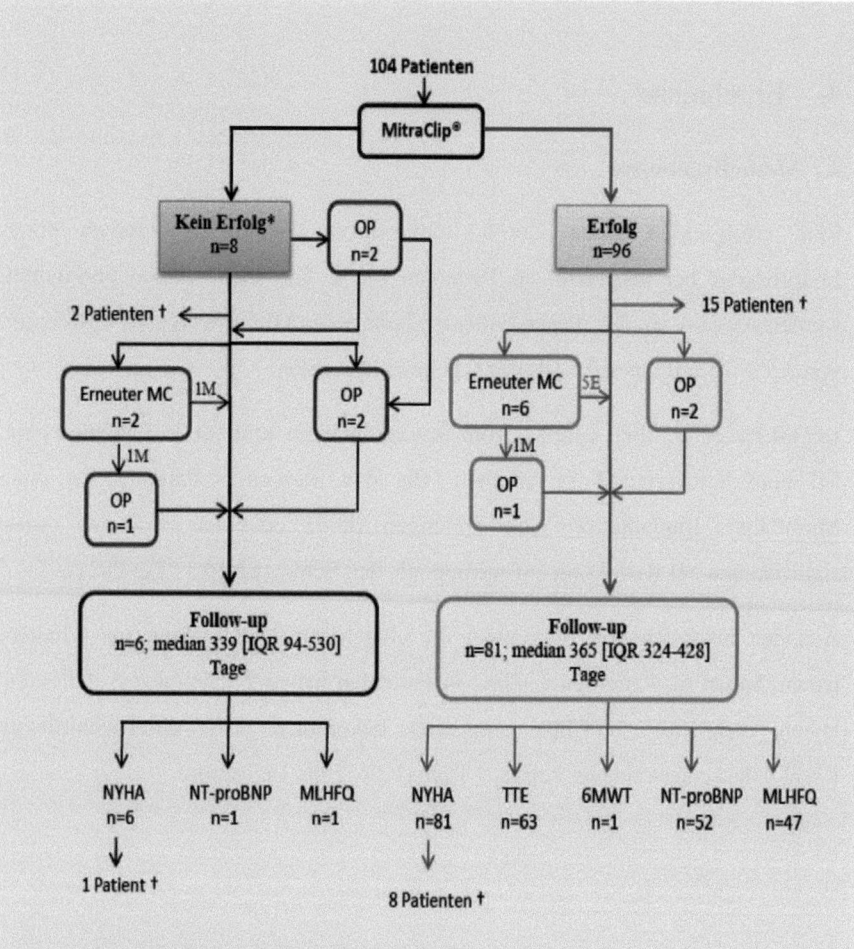

*kein Clip implantiert (n=3) oder residuelle MI >2+

Abbildung 18: Übersicht der ersten 104 am UHZ mittels MitraClip® behandelten Patienten
MC: MitraClip®, E: Erfolg; M: Misserfolg, IQR: Interquartilsabstand, MLHFQ: Minnesota Living with Heart Failure Questionnaire, NT-proBNP: N-terminal pro-brain natriuretisches Peptid, NYHA: New York Heart Association, TTE: transthorakale Echokardiographie, 6MWT: 6-min walk test, †: verstorbene Patienten

4.2 Untersuchungsdauer und Durchleutungszeit

Die durchschnittliche Prozedurdauer und die Implantationszeit (Zeit von der Septumpuktion bis zum Zurückziehen des Clip-Überträgersystems aus dem linken Vorhof) betrugen durchschnittlich 192 Minuten (IQR, 135 bis 266 Minuten) sowie 81 Minuten (IQR, 32 bis 120 Minuten) [Tabelle 6].

Tabelle 6 : Prozedurdauer (PD) mit Implantationszeit (IZ) und Terzilen (T1-T3) der behandelten Patienten

	T1	T2	T3	Durch-schnitt-liche Dauer (min)	P (T1 vs T2)	P (T2 vs T3)	P (T1 vs T3)
n	35	35	34				
PD (min) *	240 (210-266)	150 (135-198)	185 (155-210)	192 (135-266)	0.0114	0.7508	0.0011
IZ (min) *	120 (88-140)	58 (32-87)	74 (38-94)	81 (32-120)	0.0045	0.8780	<0.0001

*Median (IQR)

4.3 Periprozedurale Komplikationen

Eine durch die Clipimplantation hervorgerufene Ruptur der Chordae tenineae wurde bei 3 Patienten beobachtet, während bei 2 weiteren Patienten eine periprozedurale Ablösung des MitraClips® feststellbar war. Bei 2 weiteren Patienten musste aufgrund einer, sonst nicht behebbaren, hochgradigen MI, innerhalb des selben Krankenhausaufenthaltes eine chirurgische Mitralklappenrekonstruktion erfolgen, während die anderen Patienten mit einer nur milden MI nicht weiter behandlungsbedürftig waren [Abbildung 18].

Die Clip-Ablösungen wurden mittels einer zweiten Clipimplantation behandelt, während derselben Prozedur bei einem Patienten und am folgenden Tag bei dem anderen. Bei einem anderen Patienten trat während der Implantation eine ventrikuläre Tachykardie auf, die mittels eines externen Defibrillators beendet werden konnte, während ein weiterer Patient einen AV-Block 3. Grades entwickelte, der nur 3 Tage lang persistierte und somit nicht mittels permanenter Schrittmacherimplantation therapiert werden musste. Diesem und einem weiteren Patienten mussten desweiteren 2 EK transfundiert werden. Insgesamt wurden bei 8 Patienten periprozedurale Komplikationen beobachtet (7.7%; 95% KI, 3.4%-14.6%).

4.4 Klinisches Outcome

Das durchschnittliche Follow-up nach der MitraClip® Implantation betrug 359 Tage (IQR, 248-404 Tage).

Patienten mit einer erfolgreichen erstmaligen MitraClip® Implantation

Zum Zeitpunkt des Follow-up Termins wurde bei 6 von insgesamt 96 Patienten mit einer erfolgreichen erstmaligen MitraClip® Implantation eine wiederholte Clip Implantation notwendig nach einem Median von 140 Tagen (IQR, 58-351 Tage). Bei 2 Patienten wurde ein Mitralklappenersatz nach 47 bzw. 58 Tagen durchgeführt [Abbildung 18]. Bei einem Patienten wurde eine chirurgische Mitralklappenrekonstruktion 12 Tage nach einem frustanen Versuch einer erneuten Clip Implantation durchgeführt.

Die Datenerfassung beim 12-monatigen Follow-up aller 81 überlebender Patienten erfolgte entweder telefonisch (n=18) oder während der klinischen Vorstellung der Patienten im UHZ (n=63). Die NYHA-Klasse hat sich bei 65 Patienten (80%; 95% KI, 70% bis 88%) von 3.4 ± 0.5 auf 2.0 ± 0.5 (P<0.0001) verbessert, von denen 56 Patienten (69%, 95% KI, 58% bis 79%) während des Follow-up Termins eine NYHA-Klasse von I oder II aufwiesen.

55 Patienten (68%) haben den 6MWT vor der MitraClip® Therapie (Baseline) als auch beim 12-monatigen Follow-up Termin absolviert. Von diesen Patienten hatten 41 eine durchschnittliche Verbesserung der Gehstrecke um 115 Meter (IQR, 65 bis 214 Meter) erzielt, während bei 12 Patienten eine verminderte Gehstrecke feststellbar war [Abbildung 19] und sich bei weiteren 2 Patienten das Ergebnis nicht verändert hat.

Die gesamte durchschnittliche 6MWT Veränderung betrug 75 Meter (2 bis 176 Meter) (P=0.0005). Der MLHFQ Score hat sich bei 35 von 47 befragten Patienten um 18 Punkte (median, IQR, 9 bis 26) vermindert (74%, 95% KI, 60% bis 86%), während er sich bei 7 Patienten erhöht hat [Abbildung 19]. Die gesamte Verminderung des MLHFQ Scores zwischen Baseline und Follow-up betrug 14 Punkte (4 bis 23 Punkte) (P=0.0009).

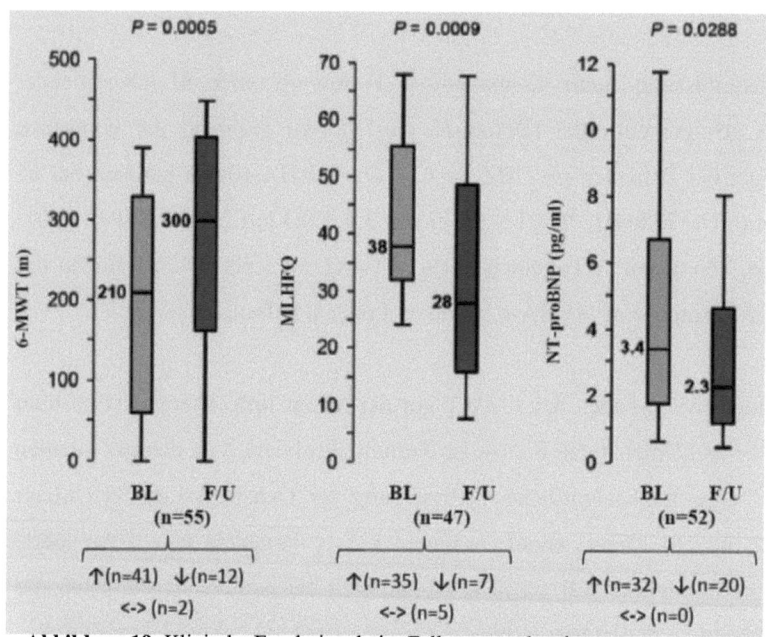

Abbildung 19: Klinische Ergebnisse beim Follow-up anhand von ausgewählten klinischen Parametern mittels Box-Plots.
↑: Verbesserung ggü. Baseline; ↓: Verschlechterung ggü. Baseline;
<->: Unverändert ggü. Baseline; BL: Baseline, F/U: Follow-up,
6-MWT: 6-min walk test,
MLHFQ: Minnesota Living with Heart Failure Questionnaire,
NT-proBNP: N-terminal pro-brain natriuretisches Peptid

Bei 52 Patienten, bei denen Baseline und Follow-up Serumwerte von NT-proBNP vorlagen, wurde eine statistisch signifikante Reduktion um durchschnittlich 1,800 pg/ml (800 bis 5000 pg/ml) beobachtet. Dies entspricht einer durchschnittlichen relativen Reduktion um 57% (27% bis 67%) und konnte bei 32 Patienten eruiert werden. Bei den restlichen 20 Patienten kam es zu Erhöhungen der NT-proBNP Serumwerte [Abbildung 19]. Insgesamt konnte ein durchschnittlicher relativer Abfall der Serumwerte um 18% (19% bis 60%) (P=0.029) beobachtet werden.

Patienten mit einer frustanen erstmaligen MitraClip® Implantation

Von den 8 Patienten, bei denen die Erstprozedur nicht erfolgreich verlaufen ist, ist bei einem Patienten am Tag der MitraClip® Implantation ein Mitralklappenersatz erfolgt und bei einem weiteren Patienten wurde eine chirurgische Mitralklappenrekonstruktion 2 Tage nach der frustranen MitraClip® Therapie durchgeführt sowie ein Mitralklappenersatz 3 Monate später [Abbildung 18].

Einer der 6 Patienten ohne sofortige chirurgische Mitralklappentherapie hat einen Mitralklappenersatz 49 Tage nach initial frustraner Clip Implantation erhalten, während 2 weitere Patienten eine wiederholte MitraClip® Implantation (nach 6 bzw. 19 Tagen nach Primärprozedur) bekommen haben.

Beide wiederholten Implantationen verliefen frustran (bei einem Patienten wurde kein Clip implantiert, beim anderen Patienten wurde eine postprozedurale MI von 3+ trotz Clip Implantation beobachtet), wobei nach einer der beiden Implantationen eine chirurgische Mitralklappenrekonstruktion nach 4 folgenden Tagen erforderlich war.

Die NYHA-Klasse ist bei den 6 überlebten Patienten von 3.8 ± 0.4 auf 2.5 ± 0.8 (P=0.043) gesunken, von denen 4 Patienten (67%) eine postprozedurale NYHA-Klasse von II aufwiesen.

4.5 Echokardiographisches Follow-up

Mittels TTE wurde bei 63 Patienten ein echokardiographisches Follow-up durchgeführt. Im Vergleich zur Untersuchung vor MitraClip® Implantation (Baseline), ist bei Entlassung eine signifikante MI Reduktion von durchschnittlich 3.4± auf 2.0± gemessen worden. Korrelierend dazu waren die endsystolischen sowie enddiastolischen linksventrikulären Volumina gegenüber der Baseline von durchschnittlich 125ml auf 102ml (LVESV) bzw. von 221ml auf 183ml (LVEDV) signifikant reduziert, während das effektive linksventrikuläre Schlagvolumen von 43ml auf 49ml eine signifikante Zunahme aufwies. Lediglich bei der Bestimmung der linksventrikulären Ejektionsfraktion (LVEF) konnte beim Follow-up keine signifikante Veränderung beobachtet werden (F/U 45% gegenüber 43% Baseline, p=0,1577).

4.6 Unerwünschte Ereignisse während des Follow-ups

Insgesamt 26 Patienten (25%, KI, 17% bis 34%) sind zwischen 10 und 698 Tagen nach der erstmaligen MitraClip® Implantation (im Durchschnitt nach 162 Tagen) verstorben. Fünf Patienten verstarben während eines Krankenhausaufenthaltes. Bei 19 Patienten wurde eine kardiale Todesursache festgestellt (18%, KI, 11% bis 27%).

Dreizehn der insgesamt 104 behandelten Patienten mussten einer wiederholten Mitralklappen-Intervention (13%, 95% KI, 7% bis 20%) unterzogen werden. Eine erneute MitraClip® Implantation wurde bei 8 Patienten durchgeführt und fiel bei 2 Patienten frustran aus. Sieben Patienten mussten chirurgisch therapiert werden, von denen 3 Patienten eine Mitralklappenrekonstruktion erhalten haben, während bei 5 Patienten primär oder im Verlauf eine kompletter Mitralklappenersatz notwendig wurde. Folglich erhielt ein Patient beide chirurgischen Therapieverfahren [Abbildung 18]. 28 Patienten (27%, 95% KI, 19% bis 36%) mussten aus kardiologischen Gründen während ihres jeweiligen Follow-up Termins in einem Krankenhaus stationär betreut werden.

Insgesamt trat während der ersten 12 Monate nach MitraClip® Therapie bei 57 Patienten (55%, 95% KI, 45% bis 65%) mindestens 1 unerwünschtes Ereignis auf. Dazu gehörten ein kardial bedingter Krankenhausaufenthalt, Notwendigkeit einer erneuten Mitralklappenintervention oder Tod.

In der Abbildung 20 sind Kaplan-Meier Kurven zu den obigen unerwünschten Ereignissen zum Zeitpunkt des 12-monatigen Follow-ups dargestellt. Aus den Ereignis-freien Überlebenskurven konnte das geschätze 1-Jahres Mortalitätsrisiko mit 22% sowie die Rehospitalisierungsrate mit 31% berechnet werden.

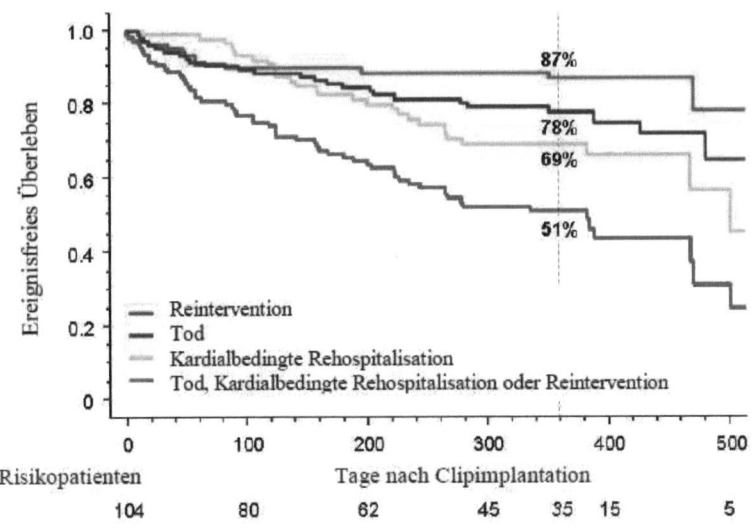

Abbildung 20: Kaplan-Meier Kurven der unerwünschten Ereignisse innerhalb des 12-monatigen Follow-ups

Univariate Cox-Regressionsanalysen ergaben, dass zu den wichtigsten 4 Prädiktionsfaktoren für ein unerwünschtes Ereignis eine LVEF < 45%, eine initial-präprozedurale MI von 4+, ein Ausgangs-Schlagvolumen von < 50ml sowie ein Schlagvolumen bei Entlassung nach erfolgter MitraClip® Implantation von < 50ml gehören. In einem multivariaten Modell konnte gezeigt werden, dass aus diesen 4 Prädiktoren eine präprozedurale MI von 4+ sowie ein postprozedurales Ausstoßvolumen bei Entlassung von < 50ml unabhängige Variablen mit einem Odds Ratio von 1.823 (P=0.049) und 2.208 (P=0.033) darstellen. Folglich war ein Ereignis-freies Überleben der Patienten ohne Auftreten der beiden besagten Prädiktoren signifikant erhöht im Vergleich zu Patienten, bei denen ein oder beide Faktoren bestanden.

5 Diskussion

Die kurative Therapie einer mittel- bis hochgradigen Mitralklappeninsuffizienz beschränkte sich bisher überwiegend auf kardiochirurgische Verfahren der Mitralklappenrekonstruktion oder eines kompletten Mitralklappenersatzes. Bei Patienten, die aufgrund von multiplen Komorbiditäten oder einem fortgeschrittenen Alter einer Hochrisikogruppe für einen operativen Therapieansatz angehören, wurde bisher lediglich der konservative Ansatz mittels medikamentöser Einstellung verfolgt.

Seit 2008 wurde mit dem MitraClip® ein alternatives Therapieverfahren eingeführt, das speziell für Hochrisikopatienten vorgesehen war, bei denen ein operativer Klappenersatz aus obigen Gründen nicht möglich war.

Den Hauptfokus bisheriger Studien bildeten speziell die akuten Resultate nach erfolgter MitraClip®-Implantation [68].

Die vorliegende Arbeit beschäftigte sich nun mit den mittelfristigen klinischen Auswirkungen im Rahmen einer 12-monatigen Follow-up Kontrolle der ersten 104 mittels MitraClip® am UHZ behandelten Patienten [22]. Dabei wurden die Ergebnisse der erfolgten Kontrollen mit den klinischen Ausangsparametern der Patienten vor der MitraClip®-Therapie verglichen um auf den Erfolg der Therapie schließen zu können.

5.1 Erfolgsraten der MitraClip® Therapie am UHZ

Zwischen September 2008 und März 2010 wurden am Universitären Herzzentrum Hamburg-Eppendorf (UHZ) insgesamt 104 Patienten mittels

MitraClip® therapiert. Bei 96 Patienten (92%) konnte der MitraClip® erfolgreich implantiert werden. Im anschließend durchgeführten Follow-up, 12 Monate nach erfolgreicher Implantation, konnte bei 79 Patienten (82.5%) eine Reduktion der Mitralinsuffizienz von MI III/IV auf MI 1+/2+ beobachtet werden. Bei 77 Patienten (80%) wurde eine niedrigere NYHA-Klasse als vor der Implantation dokumentiert, von denen bei 53 Patienten (69%) beim Follow-up eine NYHA-Klasse von I oder II angegeben wurde.

Dies ist bemerkenswert, da alle hier behandelten Patienten als Ausgangswert vor der Implantation eine NYHA-Klasse von mindestens III aufwiesen, im Gegensatz zu knapp 50% der Patienten aus EVEREST II.

Des Weiteren hat sich der MLHFQ bei fast 20 Patienten innerhalb des 12-monatigen Follow-up verbessert, was vergleichbar mit den Resultaten der chirurgisch therapierten Mitralinsuffizeinzpatienten ist [63]. Darüberhinaus kam es bei 75% der behandelten Patienten zu einer signifikanten Verbesserung des 6MWT gegenüber den Ausgangswerten (Baseline).

Von den 13% der Patienten, die eine erneute Intervention benötigten, konnte bei 6% eine zweite Implantation eines MitraClips® erfolgen, während bei 7% eine chirurgische Prozedur an der Mitralklappe eingeleitet werden musste. Diese Statistik zeigt ein zufriedenstellendes Ergebnis der MitraClip®-Implantation am UHZ im Vergleich mit 20% der notwendigen chirurgischen Eingriffe an der Mitralklappe nach erfolgter MitraClip®-Implantation in der Patientenkohorte aus EVEREST II [64]. Daraus lässt sich schlussfolgern, dass bei unseren behandelten Hochrisikopatienten mit einem unzumutbaren Risiko einer chirurgischen Mitralklappenintervention kein erhöhter Bedarf einer Reintervention nach erfolgreicher MitraClip®-Implantation bestand.

Außerdem konnte am UHZ im Rahmen der Implantation eine Optimierung sowohl der Prozedurdauer (PD) als auch der Implantationszeit (IZ) innerhalb der zweiten Terzile der behandelten Patienten beobachtet werden: Es zeigte sich eine signifikante Reduktion von durchschnittlich 240 min (PD) bzw. 120 min (IZ) auf 150 min bzw. 58 min [Tabelle 7]. Zwischen der zweiten und der dritten Terzile konnten dagegen keine weiteren signifikanten Unterschiede festgestellt werden.

5.2 Wichtigsten unerwünschten Ereignisse

Insgesamt konnten in der vorliegenden Studie bei 55% der Patienten während des 12-monatigen Follow-ups unerwünschte Ereignisse beobachtet werden. In unserer Patientengruppe betrug die Mortalitätsrate 25%, wobei 19 Patienten aufgrund einer kardialen Ursache verstorben sind. Die Rehospitalisationsrate bildete mit 27% den größeren Anteil der unerwünschten Vorfälle. Diese Angaben spiegeln den hohen Grad an Morbidität wider, den die untersuchten Patienten in unserer Studie aufwiesen, vereinbar mit den Daten aus der EVEREST II Datenbank. Dort zeigte sich, dass bei Patienten mit einem ähnlichen Risikoprofil wie unserem Patientenkollektiv, eine Mortalitätsrate von 24% eruierbar war, im Gegensatz zu einer Mortalitätsrate von 45% bei Patienten, die rein konservativ therapiert wurden [64,65].

Bei 11 der mittels MitraClip® therapierten Patienten musste postinterventionell eine chirurgische Mitralklappenintervention erfolgen. Bei 3 Patienten war die Implantation anfänglich nicht erfolgreich gewesen, bei 7 weiteren Patienten trat im Verlauf erneut eine hochgradige MI auf, während bei einem Patienten trotz guter Mitralklappenfunktion eine weitere herzchirurgische Intervention an einem externen Zentrum nötig wurde [Tabelle 9].

Daraus lässt sich zusammengefasst postulieren, dass die MitraClip®-Therapie eine Progression der chronischen Mitralklappeninsuffizienz wohl verlangsamen kann.

Unsere Daten belegen jedoch, dass die Ätiologie der Mitralklappeninsuffizienz (degenerativ vs. funktionell) sowie der Grad der Mitralinsuffizienz (MI 3+ vs. MI 4) keinen signifikanten Einfluss auf die klinischen Resultate der Patienten hatte, bis auf die Tatsache, dass den Patienten mit einer degenerativen MI signifikant öfter mehr als 2 Clips implantiert worden sind [Tabelle 7, Tabelle 8]. Damit besteht ein Anhalt dafür, dass die MitraClip® Therapie für beide Arten der MI gleichermaßen geeignet und effektiv ist.

5.3 Limitationen der Studie und der MitraClip® Therapie

In der vorliegenden Arbeit wurden die mitelfristigen klinischen Resultate bei den ersten 104 am UHZ behandelten Patinten 12 Monate nach erfolgter MitraClip® Therapie eruiert. Aufgrund der multimorbiden älteren Patienten mit konsekutiv verlängerter Rekonvaleszenz war jedoch die Erhebung eines postprozeduralen Follow-ups vor Pateintenentlassung mittels der im 12-monatigen Follow-up verwendeten klinischen Parameter wie 6MWT, MLHFQ und pro-BNP nicht möglich gewesen. Somit lässt diese Arbeit keine Vergleiche der akuten postprozeduralen Ergebnisse mit denen nach dem 12-monatigen Follow-up zu. Lediglich bei den ersten 51 therapierten Patienten war die Erhebung der postprozeduralen NYHA-Klasse möglich gewesen, von denen 65% nach erfolgreicher MitraClip® Implantation eine NYHA-Klasse von $\leq$ II aufwiesen [68, Abbildung 21].

Von den 11 Patienten, bei denen nach erfolgter MitraClip® Implantation eine chirurgische Intervention nötig wurde, konnte bei 5 Patienten der Clip entfernt werden und eine Mitralklappenrekonstruktion konnte erfolgen. Bei 6 Patienten konnte die Mitralklappe aufgrund der durch den Clip veränderten Morphologie nicht mehr belassen und rekonstruiert werden, sondern wurde komplett ersetzt [66,67, Tabelle 9]. Einer der Patienten ist 6 Tage nach erfolgtem Mitralklappenersatz verstorben. Daher sollte bei dem MitraClip® das geringe, aber dennoch vorhandene Risiko einer komplizierteren chirurgischen Mitralklappenintervention aufgrund von Mitralklappenschäden durch den Clip berücksichtigt werden und der eventuelle Einsatz des MitraClips® bei jüngeren und gesünderen Patienten kritisch hinterfragt werden um somit einer möglichen sekundären komplikationsträchtigen chirurgischen Therapie vorzubeugen.

Die neuen Ergebnisse von EVERST II von Feldman et al, 2011 [64, 65] belegen, dass von den 279 untersuchten Patienten nach einem 12-monatigen Follow-up die Effizienz der MitraClip® Therpie bezogen auf die Überlebensrate, Verzicht einer chirurgischen Intervention im Verlauf sowie Abwesenheit einer erneuten hochgradigen MI (3+ oder 4+) mit 55% geringer als die chirurgische Mitralklappentherapie mit insgesamt 73% ausfiel. Hingegen waren unerwünschte Effekte in der chirurgischen Kohorte mit insgesamt 48% häufiger gegenüber den 15% in der Gruppe mit implantiertem MitraClip®. In beiden Kohorten konnte nach 12-monatigem Follow-up eine signifikante Verbesserung der klinischen Parameter wie der NYHA-Klasse, des MLHFQ sowie einer Normalisierung der LV-Größe gegenüber den Ausgangswerten (Baseline) beobachtet werden [65].

Somit zeigte die MitraClip®-Therapie im Vergleich zur chirurgischen Intervention eine erhöhte Sicherheit mit ähnlichen klinischen Verbesserungen im Verlauf bei jedoch geringerer Effizienz. Jedoch konnte bei Patienten über 70 Jahre und einer reduzierten LV-Funktion kein Vorteil bezüglich der Effizienz einer chirurgischen Therapie festgestellt werden.

Weitere Analysen werden in Zukunft notwendig sein um beide unterschiedliche Verfahren miteinander vergleichen zu können und je nach individuellen Klappeneigenschaften der Patienten das eine Verfahren gegenüber dem anderen für die jeweilige Situation zu bevorzugen. Bisher scheint gemäß den akuten postprozeduralen Ergebnissen von Franzen et al. [68] eine systolische Koaptationslücke von 7 mm eine funktionelle Grenze für eine adäquate MitraClip® Therapie darzustellen, bei der mit dem Clip beide Mitralsegel nicht mehr simultan zu greifen sind. Außerdem scheint eine ausgeprägte Kalzifizierung und Verdickung des subvalvulären Apparates mit einer konsekutiv erhöhten Rigidität des Gewebes mit durch den Clip ausgeübter Spannung zu einer Ruptur der Chordae tendineae zu führen. Weitere spezifische Parameter der Klappenmorphologie müssen in Zukunft eruiert werden, die eine Limitation der MitraClip® Therapie gegenüber der chirurgischen Intervention legitim erscheinen lassen.

Außerdem sollten Langzeitergebnisse, beispielsweise nach 2 und 5 Jahren abgewartet werden um mögliche weitere Komplikationen der MitraClip® Therapie wie erhöhtes Endokarditisrisiko, eine spät einsetzende Autoimmunreaktion, eine im späteren Verlauf entstandene MI oder Mitralstenose zu erkennen und für die zukünftige Therapieauswahl zu berücksichtigen.

Schließlich sollte eine Ausweitung der Indikation für diese neue Therapieform bei „gesünderen" Patienten als in der vorliegenden Studie als gleichwertige

Alternative zur chirurgischen Intervention oder eine mögliche neue Therapieoption bei Kindern und Jugendlichen mit angeborenen, entzündlichen oder autoimmunen Mitralklappenvitien kritisch und vorsichtig begutachtet werden.

Die Indikation sollte den jeweiligen zukünftig definierten therapierelevanten morphologischen und patientenspezifischen Charakteristika angepasst werden. Damit würde eine spezifisch an den jeweiligen Patienten angepasste Therapieform auswählbar sein, die für jeden einzelnen Patienten die größtmögliche Sicherheit und Effizienz gleichzeitig beinhaltet.

6 Zusammenfassung

Das Ziel der vorliegenden Studie war die Bestimmung der klinischen Ergebnisse der ersten 104 am UHZ mittels MitraClip® behandelten Patienten, die alle eine Kontraindikation gegenüber einer chirurgischen Mitralklappenintervention aufwiesen und sich damit deutlich vom Kollektiv der bisher untersuchten Patienten unterschieden.

Diese Arbeit erbrachte Hinweise dafür, dass die MitraClip® Therapie selbst bei Hochrisikopatienten ein sicheres und effizientes Verfahren ist. Die Datenauswertung ergab nach einem 12-monatigen Follow-up bei 75% der behandelten Patienten eine insgesamt signifikante Verbesserung durch den MitraClip®, sowohl der subjektiven (MFHLQ) als auch der objektiven klinischen Parameter (6MWT, pro-BNP, Echokardiographie).

Während sich die Prozedur bezüglich der mittelfristigen Ergebnisse als sicher bei allen damit therapierten Patienten etablierte, zeigte die Mortalitätsrate von 25% den hohen Anteil der hochgradig morbiden Patienten auf, sowie den natürlichen Verlauf einer chronischen Erkrankung.

Sobald weitere valide klinische Parameter identifiziert werden, mit deren Hilfe es möglich sein wird, spezifisch solche Patienten für die Implantation auszuwählen, die besonders von dieser neuen Therapieform auch im langjährigen Verlauf profitieren, wird die Anwendbarkeit dieser Therapie möglicherweise weiter expandieren.

7 Literaturverzeichnis

1. Gerd Herold et al, Innere Medizin, Auflage 2012, Köln, Seiten 158-160
2. http://www.uke.de/kliniken/kardiologie/index_62833.php [Stand 24.03.2012, 19:35]
3. Nikomo VT, Gerdin JM, Skelton TN et al. (2006) Burden of valvular heart diseases: a population-based study. Lancet 368: 1005-1011
4. Rosamond W, Flegal K, Furle K et al. (2008) Heart disease and stroke statistics – 2008 update: a report from the American Heart Association Statistics Committee and Stroke Statistics Subcommittee. Circulation 117:e25-e146
5. Carpentier A (1983) Cardiac valve surgery – the „French correction". J Thorac Cardiovasc Surg 86:323-337
6. Buck T, Erbel R: Fortschritte in der Diagnostik und Therapie der Mitralklappeninsuffizienz. Herz (2006)
7. Rosen SE, Borer JS, Hochreiter C, Supino P, Roman MJ, Devereux RB, Kligfield P, Bucek J. Natural history of the asymptomatic/minimally symptomatic patient with severe mitral regurgitation secondary to mitral valve prolapse and normal right and left ventricular performance. Am J Cardiol 1994;74:374–380.
8. Ling LH, Enriquez-Sarano M, Seward JB, Tajik AJ, Schaff HV, Bailey KR, Frye RL. Clinical outcome of mitral regurgitation due to flail leaflet. N Engl J Med 1996; 335:1417–1423.
9. Trichon BH, Felker GM, Shaw LK, Cabell CH, O'Connor CM. Relation of frequency and severity of mitral regurgitation to survival among patients with left venricular systolic dysfunction and heart failure. Am J Cardiol 2003;91:538–543.
10. Agricola E, Ielasi A, Oppizzi M, Faggiano P, Ferri L, Calabrese A, Vizzardi E,Alfieri O, Margonato A. Long-term prognosis of medically treated patients withfunctional mitral regurgitation and left ventricular dysfunction. Eur J Heart Fail 2009;11:581–587.
11. Gilbert BW, Schatz RA, VonRamm OT et al. (1976) Mitral valve prolapse. Two-dimensional echocardiographic and angiographic correlation. Circulation 54: 716-723
12. Atlas of 3D Transesophageal Echocardiography, Francesco F.Faltetra, Stefano De Castro, Itzhak Kronzon, 2010
13. Conradi L., Treede H., Baldus S., Blankenberg S, Reichenspurner H., et al., Therapie der Mitralklappeninsufizienz, Herz 2011
14. Wu AH, Aaronson KD, Bolling SF et al., (2005) Impact of mitral valve annloplasty on mortality risk in patients with mitral regurgitation and left ventricular systolic dysfunction. J Am Coll Cardiol 45:381-387

15. Vahanlan A, Baumgartner H, Bax J et al (2007) Guidelines on the management of valvular heart disease: the task force on the management of valvular heart disease of the Europen Society of Cardiology. Eur Heart J 28:230-268
16. Lawrie GM (1998) Mitral valve repair vs. Replacement. Current recommendations and long-term results. Cardiol Clin 16:437-448

17. Mohty D, Orszulak TA, Schaff HV et al., (2001) Very long-term survival and durability of mitral valve repair for mitral valve prolapse. Circulation 104: 11-17

18. Iung B, Gohlke-Bärwolf C, Tornos P et al. (2002) Recommendations on the management of the asymptomatic patient with valvular heart disease. Eur Heart J23:1253-1266

19. Bach DS, Bolling SF (1996) Improvemnt following correction of secondary mitral regurgitation in end-stage cardiomyopathy with mitral annuloplasty. Am J Cardiol 78:966-969

20. Alfieri O, Maisano F, De Bonis M, et al. The double-orifice technique in mitral valve repair: a simple solution for complex problems. J ThoracCardiovasc Surg 2001;122:674–81.

21. http://www.abbottvascular.com/int/mitraclip.html [Stand 25.03.2012, 10:25]

22. Rudolph V, Knap M, Franzen O et al. (2011) Echocardiographic and clinical outcomes of MitraClip® therapy in patients not amenable to surgery. J Am Coll Cardiol 2011; 58:2190-5

23. Feldman T, Wassermann H.S., Hermann H.C. et al., Percutaneous Mitral Valve Repair Using the Edge-to-Edge Technique, J Am Coll Cardiol 2005; 46:2134-40

24. Feldman T, Kar S, Rinaldi M et al (2009) Percutaneous mitral repair with the MitraClip® system: safety and midterm durability in the initial EVEREST (Endovascular Valve Edge-to-Edge Repair Study) cohort. J Am Coll Cardiol 54:686-694

25. Nguyen CT, Lee E, Luo H, Siegel RJ. Echocardiographic Guidance for Diagnostic and Therapeutic Percutaneous Procedures. Cardiovasc Diagn Ther 2011 Sep 24. DOI: 10.3978/j.issn.2223-3652.2011.09.02

26. http://euroscore.org/calcge.html [Stand 24.03.2012, 20:10]

27. http://euroscore.org/logisticEuroSCORE.htm [Stand 24.03.2012, 20:20]

28. http://www.sts.org [Stand 24.03.2012, 21:00]

29. Nashef, S.A.M., Roques, F., Michel, P.,Gauducheau, E., Lemeshow, S., Salamon, R. (1999), European system for cardiac operative riskevaluation (EuroSCORE). European Journal of Cardio-thoracic Surgery,16, S. 9-13.

30. Roques, F., Nashef, S.A.M., Michel, P., Gauducheau, E., de Vincentiis, C., Baudet, Pinna Pintor, P., (1999), Risk factors and outcome in European cardiac surgery: analysis of the EuroSCORE multinationaldatabase of 19,030 patients. European Journal of Cardio-thoracic Surgery,15, S. 816-823

31. Richard P. Anderson et al., First Publications From The Society of Thoracic Surgeons National Database, Ann Thorac Surg 1994;57:6-7

32. Clark RE. The Society of Thoracic Surgeons National Database status report. Ann Thorac Surg 1994;572M.

33. Edwards FH, Clark RE, Schwartz M. Coronary artery bypass grafting: The Society of Thoracic Surgeons National Database experience. Ann Thorac Surg 1994;57:12-9.

34. Edwards FH, Clark RE, Schwartz M. Impact of internal mammary artery conduits on operative mortality in coronary revascularization. Ann Thorac Surg 1994;5727-32.

35. WHO (1993). Definition „Lebensqualität".
www.drnawrocki.de/empfehlung/lebensqualitaet%20.html [Stand 24.03.2012, 22:15]
36. Rector TS, Kubo SH, Cohn JN. Patients' self-assessment of their congestive heart failure. Part 2: content, reliability and validity of a new measure, the Minnesota Living with Heart Failure questionnaire. Heart Failure 1987; 198-209.
37. Naveiro-Rilo JC et al. Validation of the Minnesota Living With Heart Failure Questionnaire in Primary Care. Rev Esp Cardiol. 2010;63(12):1419-27
38. Heo S, Moser DK, Riegel B, Hall LA, Christman N. Testing the psychometric properties of the Minnesota Living with Heart Failure Questionnaire. Nurs Res. 2005;54:265-72.
39. Garin O, Soriano N, Ribera A, Ferrer M, Pont A, Alonso J, et al. Validacion de la version espanola del Minnesota Living with Heart Failure Questionnaire (MLHFQ). Rev Esp Cardiol. 2008;61:251-9.
40. Ludwig-Mayerhofer W, Jacob R, Eirmbter WH (2004). Likert Skala. www.lrzmuenchen.de/~wlm/ilm_l5.htm. Definition Likert scale.
41. Fayers PM, Curran D, Machin D. Incomplete quality of life data in randomized trials: missing intems. Statistics in Medicine 1998; 17:679-696.
42. Schaffer JL, Graham JW. Missing data: our view of the state of the art. Psychological Methods 2002; 7:147-177.
43. Raghunathan TE, Lepkowski, JM, VanHoewyk J, Solenberger P. A multivariate technique for multiply imputing missing values using a sequence of regression models. Survey Methodology 2001; 27:85-95.
44. Hoppe UC, Böhm M, Dietz R, Hanrath P, Kroemer HK, Osterspey A, Schmaltz AA, Erdmann E, in Zusammenarbeit mit der Arzneimittelkommission der Deutschen Ärzteschaft. Leitlinien zur Therapie der chronischen Herzinsuffizienz. Z Kardiol 2005; 94:488-509.
45. Sergei J, Mitchell HR. Natriuretic Peptides in ESRD. Am J Kidney Dis. 2005;46:1-10.
46. Azzazy HME, Christenson RH. B-Type Natriuretic Peptide: Physiologic Role and Assay Characteristics. Heart Fail Rev. 2003;8:315-20.
47. Boomsma F, van den Meiracker AH. Plasma A- and B-type natriuretic peptides: physiology, methodology and Clinical use. Cardiovasc Res. 2001;51:442-9.
48. Bedeutung der Herzinsuffizienzmarker BNB und NT-proBNP für die Klinik, A.Luchner, S.Holmer, H. Schunkert, G.A. Riegger, Deutsches Ärzteblatt, Jg.100, Heft 50. 12. Dezember 2003
49. Bruch C, Rothenburger M, Gotzmann M, Sindermann J, Scheld HH, Breithardt G, Wichter T. Risk Stratification in Chronic Heart Failure: Independent and Incremental Prognostic Value of Echocardiography and Brain Naturetic Peptide and its N-terminal Fragment. J Am Soc Echocardiogr. 2006;19.
50. Maisel A: B-type natriuretic peptide levels: a potential novel „white-count" for congestive heart failure. J of Cardiac Failure 2001; 7: 183–193.
51. Wei CM, Heublein, Perella DM, Lerman MA, Rodeheffer A, McGregor RJ, Edwards CGA, Schaff WD, Burnett HV JC Jr: Natriuretic peptide system in human heart failure. Circulation 1993; 88: 1004–1009

52. Gustaffson, F et al., Value of N-terminal pro-BNP in the diagnosis of left ventricular systolic dysfunction in primary care patients referred for echocardiography. Heart Drug 2003; 3: 141-146.
53. Rothenburger M, Wichter T, Schmid C, Stypmann J, Tjan T. Aminoterminal pro Type B Naturetic Peptide as a predictive and diagnostic marker in patients with chronic heart failure J Heart Lung Transplant. 2004:1189-97.
54. Hettwer S. Die isolierte diastolische Dysfunktion – Diagnostische Wertigkeit von Tissue Doppler Imaging und Color M-Mode sowie N-terminalem B-Typ natriuretischem Peptid (NT-proBNP) und linksventrikulärem enddiastolischen Druck. Halle-Wittenberg: Martin-Luther-Universität, 2007.
55. Nielsen, LS et al., N-terminal pro-brain natriuretic peptide for discriminating between cardiac and non-cardiac dyspnoea. Eur. Heart J 2004; 6: 63-70.
56. Richtlinien der American Thoracic Society (ATS Statement: Guidelines for the Six-Minute Walk Test, Am J Respir Crit Care Med 2002,166:111-117
57. Gibbons et al. Reference Values for a multiple repitition 6-minute walk test in health adults older than 20 years. J Cardiopulm Rehab 2001; 21:87-93
58. Enright PL, McBurnie MA, Bittner V, Tracy RP, McNamara R, Arnold A, et al. The 6 minute walk test: a quick measure of functional status in elderly adults. Chest 2003;123(2):387–398.
59. Enright PL, Sherrill DL. Reference equations for the six-minute walk in healthy adults. Am J Respir Crit Care Med 1998;158(5 Pt 1): 1384–1387.
60. Robert O.Crapo et al.Am J Respir Crit Care Med Vol 166. pp 111–117, 2002
61. Zoghbi WA, Enriquez-Sarano M, Foster E, et al. Recommendations for evaluation of the severity of native valvular regurgitation with two-dimensional and Doppler echocardiography. J Am Soc Echocardiogr 2003;16:777-802
62. Foster E, Wasserman HS, Gray W, et al. Quantitative assessment of severity of mitral regurgitation by serial echocardiography in a multicenter clinical trial of percutaneous mitral valve repair. Am J Cardiol 2007;100:1577-83
63. Maisano F, Viganò G, Calabrese C, et al. Quality of life of elderly patients following valve surgery for chronic organic mitral regurgitation. Eur J Cardiothorac Surg 2009;36:261-6; discussion 266
64. Feldman T, Foster E, Glower DG, et al. Percutaneous Repair or Surgery for Mitral Regurgitation. N Engl J Med 2011 Apr 4.
65. Kar S, Foster E, Glower DG, Feldman T. Mitraclip® therapy demonstrates continued clinical benefit and favorable left ventricular remodeling at two years in high risk surgical patients with significant mitral regurgitation: analysis of the EVEREST II high risk registry. J Am Coll Cardiol 2011;57:E1308.
66. Conradi L, Treede H, Franzen O et al (2011) Impact of MitraClip® therapy on secondary mitral valve surgery in patients at hight surgical risk. Eur J Cardiothorac Surg Apr 14
67. Glower D, Feldman T. Et al. Pathological Healing Response of Explanted MitraClip® Devices Elena Ladich, Mary Beth Michaels, Russell M. Jones, Elizabeth McDermott, Leslie Coleman, Jan Komtebedde, Michael Argenziano, Masataka Nakano and Renu Virmani. Circulation 2011, 123:1418-1427:

68. Franzen O. et al. (2010): Acute outcomes of MitraClip® therapy for mitral regurgitation in higjh-surgical risk patients: emphasis on adverse valve morphology and severe left ventricular dysfunction (Eur Heart J31:1373-1381)
69. Mirabel M, Iung B, Baron G et al (2007) What are the characteristics for patients with severe, symptomatic, mitral regurgitation who are denied surgery? Eur Heart J 28:1358-1365

8 Anhang

Tabellen:

Tabelle 1: Ausgangswerte (Baseline) der Patientencharakteristika vor MitraClip® Therapie

N	104
Alter, Jahre	74 ± 9
Männer, n (%)	64 (62)
Vorangegangene chirurgische Mitralklappentherapie, n (%)	1 (1)
Logistischer EuroSCORE, %*	36 (21 – 54)
STS, berechnetes Risiko, %*	14 (7 – 23)
Arterieller Hypertonus, n (%)	80 (78)
Hypercholesterinämie, n (%)	64 (62)
Diabetes mellitus, n (%)	34 (33)
COPD, n (%)	43 (41)
Niereninsuffizienz, n (%)	57 (55)
Chronische Herzinsuffizienz, n (%)	83 (80)
Vorhofflimmern, n (%)	66 (64)
Koronare Herzerkrankung, n (%)	68 (65)
Myokardinfarkt innerhalb der letzten 3 Monate, n (%)	7 (7)
Vorangegangene ACVB-Operation, n (%)	41 (39)
Kardiomyopathie, n (%)	
Ischämisch	47 (45)
Dilatativ	34 (33)
Valvulär	2 (2)
keine	21 (20)

MI Ätiologie, n (%)	
Funktionell	69 (66)
Degenerativ	28 (27)
Gemischt	7 (7)
MI Schweregrad, n (%)	
2+ (leicht-bis-mittelgradig)	1 (1)
3+ (mittelgradig-bis-schwer)	49 (47)
4+ (schwer)	54 (52)
NYHA-Klassifikation, n (%)	
III	59 (57)
IV	45 (43)
Kardiovaskuläre Medikation, n (%)	
ACE-Hemmer/AT_1-Antagonist	83 (80)
Aldosteron-Antagonist	51 (49)
Betablocker	85 (83)
Schleifendiuretikum	92 (89)
Elektrische Therapie, n (%)	
CRT	10 (10)
MLHFQ Score	45 ± 17 [n = 75]
LV Ejektionsfraktion, %	43 ± 16
LV end-diastolischer Diameter, mm	65 ± 12
LV end-systolischer Diameter, mm	53 ± 14
LV end-diastolisches Volumen, ml*	212 (159 – 279)
LV end-systolisches Volumen, ml*	123 (74 – 192)
Insuffizienzvolumen, ml*	42 (28 – 56)
Insuffizienzfraktion, %*	48 (40 – 59)
Effektive insuffiziente Öffnungsfläche, mm^2*	35 (23 – 61)

MÖF, cm²	4.1 ± 1.0	
Mittlerer transmitraler Druckgradient, mmHg*	2.0 (1.0 – 3.0)	

*Median (Interquartilsabstand)

Tabelle 2: Ausgewählte Patientencharakteristika mit signifikanten Unterschieden im Vergleich zu EVEREST II - Ergebnissen

	EVEREST II (n = 184)	Vorliegende Arbeit (Rudolph et al.) (n = 104)	P
Alter, Jahre	67 ± 13	74 ± 9	<0.0001
Alter > 75 Jahre, n (%)	55 (30)	64 (62)	<0.0001
NYHA III oder IV, n (%)	94 (51)	104 (100)	<0.0001
LV Ejektionsfraktion, %	60 ± 10	43 ± 16	<0.0001
Koronare Herzerkrankung, n (%)	86/183 (47)	68 (65)	0.0031
Vorangegangene AC(V)B-Operation, n (%)	40/183 (22)	41 (39)	0.0018
Vorhofflimmern, n (%)	59/175 (34)	66 (64)	<0.0001
Niereninsuffizienz	6 (3)	57 (55)	<0.0001
Diabetes mellitus, n (%)	14 (8)	34 (33)	<0.0001
COPD, n (%)	27/183 (15)	43 (41)	<0.0001
Funktionelle Mitralinsuffizienz, n (%)	49 (27)	69 (66)	<0.0001
EVEREST Ausschlusskriterien erfüllt, n (%)		83 (80)	
LV Ejektionsfraktion ≤ 25%		14 (13)	
LV end-systolischer Diameter > 55 mm		40 (38)	
MÖF < 4 cm²		45 (43)	
Coaptationstiefe ≥ 11 mm		26 (25)	
Coaptationslänge < 2 mm		18 (17)	

Tabelle 3: EVEREST II: Einschluss- und Ausschlusskriterien

Haupteinschlusskriterien
- Mittelgradige (3+) oder hochgradige chronische und symptmatische MI mit einer LVEF von >25% und einem LVESD von ≤ 55mm oder
  Asymptomatische MI mit ≥ 1 der folgenden Eigenschaften:
  i. LVEF 25-60%
  ii. LVESD ≥ 40mm
  iii. Neuauftreten eines Vorhofflimmerns
  iv. Pulmonalarterielle Hypertonie, definiert als systolischer pulmonalarterieller Druck > 50mmHg in Ruhe oder > 50mmHg bei Belastung
- Geeignete Patienten für eine Mitralklappenrekonstruktion oder –ersatz, inklusive Patienten mit einem kardiopulmonalen Bypass
- Der primäre Insuffizienzjet entsteht aufgrund einer ungenügenden Koaptation des A2 mit dem P2 Segment der Mitralklappe. Wenn ein sekundärer Jet existiert, darf er klinisch nicht relevant sein

Hauptausschlusskriterien
- Akuter Myokardinfarkt innerhalb von 12 Wochen vor beabsichtigter Clipimplantation
- Notwendigkeit einer anderen chirurgischen Intervention
- Eine innerhalb von 30 Tagen vor beabsichtigter Clipimplantation erfolgte therapeutische endovaskuläre interventionelle oder chirurgische Prozedur
- LVEF < 25% und /oder LVESD > 55mm
- MÖF < 4.0mm^2
- Auftreten eines Segelprolapses mit einer Weite des prolabierten Klappensegmentes von ≥ 15mm oder einer Prolapslücke von ≥ 10mm
- Auftreten einer Segelanheftung (leaflet tethering), einer Koaptationstiefe von > 11mm oder einer vertikalen Koaptationslnge von < 2 mm
- Ausgeprägte Kalzifizierung des Mitralklappenannulus
- Mitralsegelanatomie, die eine regelrechte Clipimplantation, Positionierung auf den Segeln oder eine suffiziente MI Reduktion verhindert. Es kann dabei folgendes beinhaltet sein:
  - Nachweis einer Kalzifizierung der vom Clip erfassten Region des A2 und / oder P2 Segmentes
  - Signifikanter Spalt zwischen dem A2 und P2 Segment
  - Mehr als 1 anatomischer Mitralklappenarameter, der nahe einem Ausschlusskriterium ist
  - Prolaps zweier Segelsegmente
  - Abwesenheit der primären und sekundären Stabilisierung der Segel durch Chordae tendinae
- Vorangehende Mitralklappenoperation, Annuloplastie oder eine kürzlich implantierte mechanische Klappenprothese oder ein kürzlich implantiertes Kunstherz (ventricular assist device)
- Echokardiographischer Nachweis einer intrakardialen Raumforderung, eines Thrombus oder einer Vegetation
- Bekannte aktive Endokarditis oder rheumatischen Herzerkrankung
- Bekannter atrialer Septumdefekt oder offenes Foramen ovale, einhergehend mit klinischer Symptomatik

Tabelle 4 (siehe Seite 25 im Text): Auswertung des MLHFQ und dessen 3 Dimensionen

Tabelle 5: Indikationen für den 6-Minuten- Gehtest nach Enright et al., 2003

➤ *Vergleichsmöglichkeit vor sowie nach Therapie bei:*
o Lungentransplantation oder Lungenresektion
o Chirurgische Lungenvolumenreduktion
o Medikamenteneinnahme bei COPD
o Pulmonalarterieller Hypertonie (PAH)
o Herzinsuffizienz
➤ *Bestimmung des funktionalen Status bei:*
o COPD
o Cystischer Fibrose
o Herzinsuffizienz
o Peripherer arterielle Verschluskrankheit (pAVK)
o Älteren Patienten
➤ *Prognose bzgl. Hospitalisierung und Tod durch:*
o Chronische Herzinsuffizienz
o COPD
o Pulmonalarterielle Hypertonie (PAH)

Tabelle 6 (siehe Seite 35 im Text): Prozedurdauer (PD) mit Implantationszeit (IZ) und Terzilen (T1-T3) der behandelten Patienten

Tabelle 7: Akute Ergebnise nach erfolgter MitraClip® Prozedur

	Funktionelle MI (n = 69)	Degenerative MI (n = 35)	P
Erfolgsrate, n (%)	66 (96)	30 (86)	0.1152
Kein Clip implantiert	1 (1.4)	2 (5.7)	0.2614
Residuelle MI >2+	2 (2.9)	3 (8.6)	0.3320
In erfolgreich behandelten Patienten:			
MI Schweregrad vor Implantation (Baseline), n (%)			0.1395
1+	0 (0)	0 (0)	
2+	0 (0)	1 (3)	
3+	37 (56)	12 (40)	
4+	29 (44)	17 (57)	
MI Schweregrad bei Entlassung, n (%)			0.3671
1+	27 (41)	9 (30)	
2+	39 (59)	21 (70)	
Prozedurdauer, min*	185 (150-224)	210 (152-248)	0.2824
Fluoroskopiezeit, min*	29 (20-46)	36 (22-56)	0.1222
Implantationszeit, min*	80 (42-105)	86 (48-121)	0.2260
Anzahl der implantierten Clips, n (%)			0.0295
1	47 (68)	15 (43)	
≥ 2	21 (30)	18 (51)	
Hospitalisierung, Tage*	9 (7-14)	10 (7-13)	0.8608

* Median (Interquartilsabstand)

Tabelle 8: Einfluss des präprozeduralen MI-Schweregrades auf klinische Parameter bei erfolgreich therapierten Patienen

	Baseline MI ≤ 3+ (n = 50)	Baseline MI 4+ (n = 46)	P
NYHA Klasse			
Bestimmt beim F/U, n (%)*	45 (90)	36 (78)	0.1602
Verbesserung beim F/U ggü. Baseline, n (%)	34/45 (76)	31/36 (86)	0.2735
NYHA I/II beim F/U, n (%)	30/45 (67)	26/36 (72)	0.6354
6MWT			
Durchgeführt vor Implantation und beim F/U, n (%)	30/45 (67)	25/36 (69)	0.8155
Verbesserung ggü. BL beim F/U, n (%)	21/30 (70)	20/25 (80)	0.5371
Verbesserung ggü. BL beim F/U, m (IQR)	87 (56-202)	120 (68-275)	0.3153
MLHFQ			
Durchgeführt vor Implantation und beim F/U, n (%)	29/45 (64)	18/36 (50)	0.2578
Verbesserung ggü. BL beim F/U, n (%)	21/29 (72)	14/18 (78)	0.7441
Verbesserung ggü. BL beim F/U, (IQR)	-17 ([-27]-[-13])	-18 ([-25]-[-9])	
NT-proBNP			
Durchgeführt vor Implantation und beim F/U, n (%)	24/45 (53)	28/36 (78)	0.0351
Verbesserung ggü. BL beim F/U, n (%)	17/28 (61)	15/24 (63)	>0.9999
Verbesserung ggü. BL beim F/U, (IQR)	-56 ([-63]-[-14])	-59 ([-76]-[-48])	0.2818

* Während der Ermittlung der NYHA Klasse sind 5 Patienten mit einer Baseline MI ≤ 3+ und 10 Patienten mit einer Baseline MI von 4+ verstorben.

IQR: (Median, Interquartilsabstand), BL: Baseline, F/U: Follow-up, MLHFQ: Minnesota Living with Heart Failure questionnaire, NYHA: New York Heart Association

Tabelle 9: Klinische Resultate bei Patienten mit einer frustranen MitraClip®-Implantation

	Funktionelle MI (n = 3)	Degenerative MI (n = 5)	P
Chirurgische Mitralklappenintervention, n (%)	2 (67)	2 (40)	>0.9999
Innerhalb von 2 Tagen nach Erstprozedur	1 (33)	1 (20)	>0.9999
3-8 Wochen nach Erstprozedur	1 (33)	1 (20)	>0.9999
Wiederholte chirurgische Intervention (Reparatur/Ersatz)	0 (0)	1 (20)	>0.9999
Wiederholte MitraClip® Implantation, n (%)	1 (33)	1 (20)	>0.9999
NYHA-Klasse			
Durchgeführt beim F/U, n (%)	2 (67)	4 (80)	>0.9999
Verbesserung ggü. BL beim F/U, n (%)	1/2 (50)	4/4 (100)	0.3333
NYHA I/II beim F/U, n (%)	1/2 (50)	3/4 (75)	>0.9999

BL: Baseline, F/U: Follow-up, MLHFQ: Minnesota Living with Heart Failure questionnaire, NYHA: New York Heart Association

Abbildungen:

Abbildung 1 (siehe Seite 5 im Text): Klassifikation der Mitralinsuffizienz nach Carpentier et al., 1983

Abbildung 2 (siehe Seite 6 im Text): 3D-TTE Bild der Mitralklappe während der Diastole (a) und das anatomische Äquivalent mit Blick aus dem linken Vorhof (b)

Abbildung 3 (siehe Seite 9 im Text): MitraClip System® mit 3 Hauptkomponenten und Steuerelementen

Abbildung 4 (siehe Seite 10 im Text): Führungskatheter mit dem Clip-Trägersystem und dem Implantat

Abbildung 5 (siehe Seite 11 im Text): MitraClip Implantat® (Device) mit Darstellung der Arme (Arms) und Greifer (Gripper)

Abbildung 6 (siehe Seite 11 im Text): Steuereinheit des Clip-Übertragungssystems)

Abbildung 7 (siehe Seite 14 im Text): Kardiochirurgische Therapie der Mitralklappeninsuffizienz mit der Double-orifice Technik nach Alfieri. et al. (2001) im Bereich A2 und P2 der Mitralklappe

Abbildung 8 (siehe Seite 15 im Text): Ablauf der MitraClip®-Implantation

Abbildung 9 (siehe Seite 16 im Text): Anatomischer Voraussetzungen der Mitralklappe für eine optimale MitraClip® Implantation nach Feldman T et al, 2009

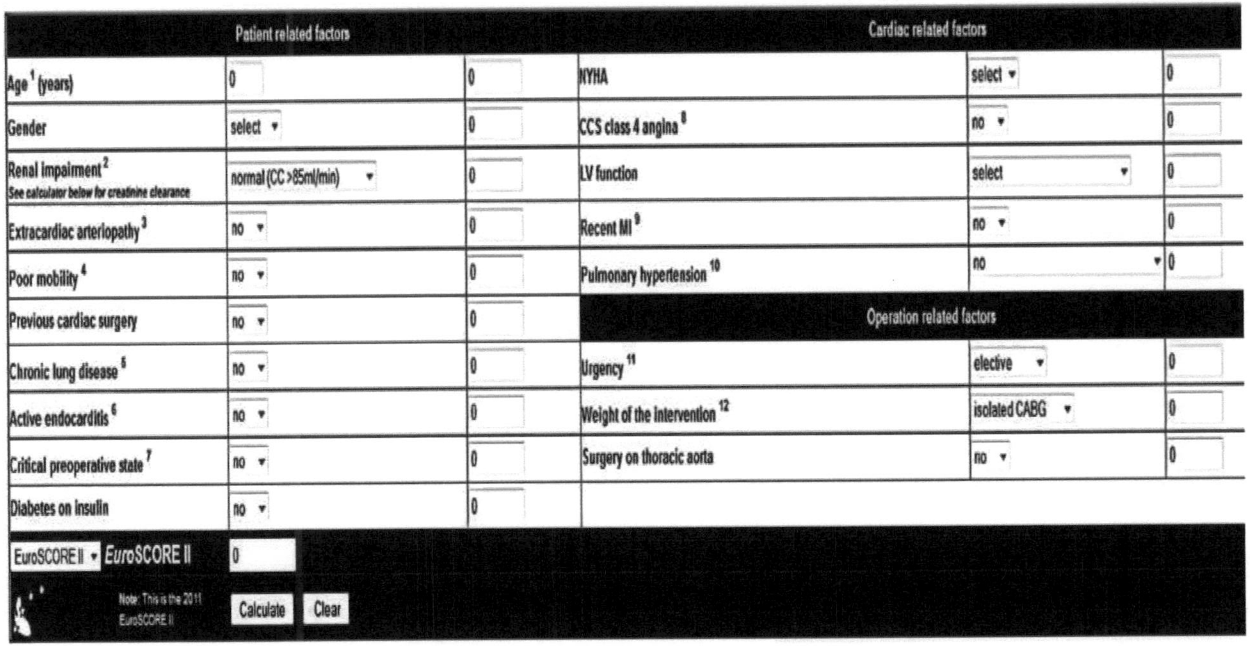

Patient related factors		Cardiac related factors	
Age [1] (years)	0		
Gender	select ▼	NYHA	select ▼	0
Renal impairment [2] See calculator below for creatinine clearance	normal (CC >85ml/min) ▼	CCS class 4 angina [8]	no ▼	0
Extracardiac arteriopathy [3]	no ▼	LV function	select ▼	0
Poor mobility [4]	no ▼	Recent MI [9]	no ▼	0
Previous cardiac surgery	no ▼	Pulmonary hypertension [10]	no ▼	0
		Operation related factors		
Chronic lung disease [5]	no ▼	Urgency [11]	elective ▼	0
Active endocarditis [6]	no ▼	Weight of the intervention [12]	isolated CABG ▼	0
Critical preoperative state [7]	no ▼	Surgery on thoracic aorta	no ▼	0
Diabetes on insulin	no ▼			

EuroSCORE II ▼ *EuroSCORE II* 0   Calculate   Clear
Note: This is the 2011 EuroSCORE II

Abbildung 10: EUROSCORE II interactive calculator - Stand 2012 [26,27]

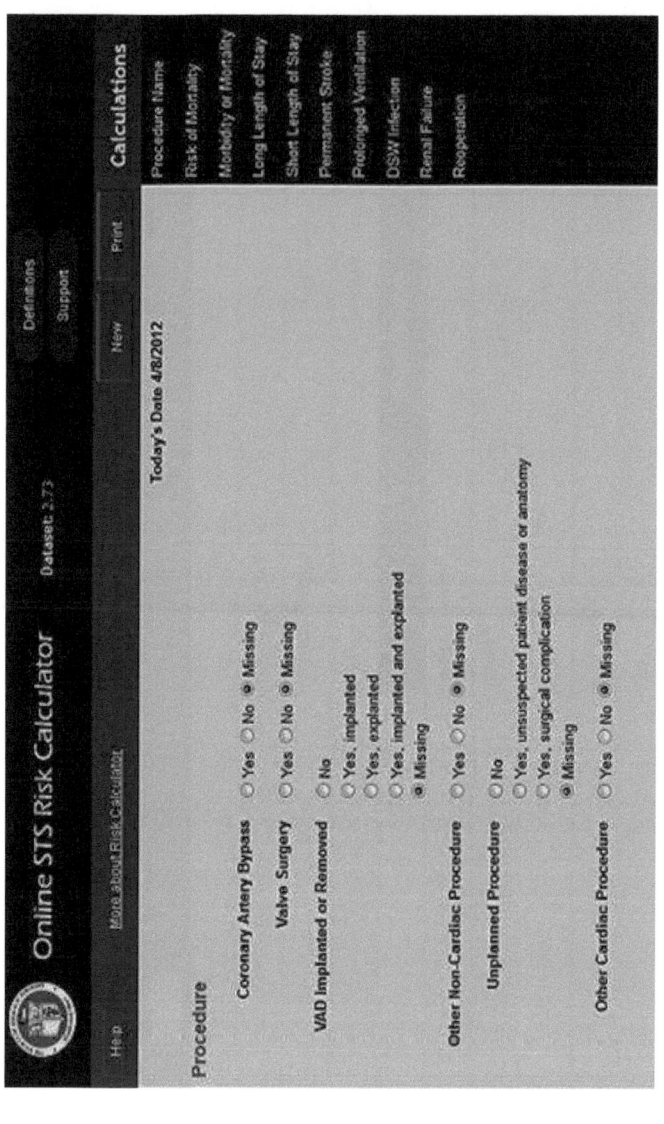

Abbildung 11 : STS Risk Calculator – Stand 2012 [28]

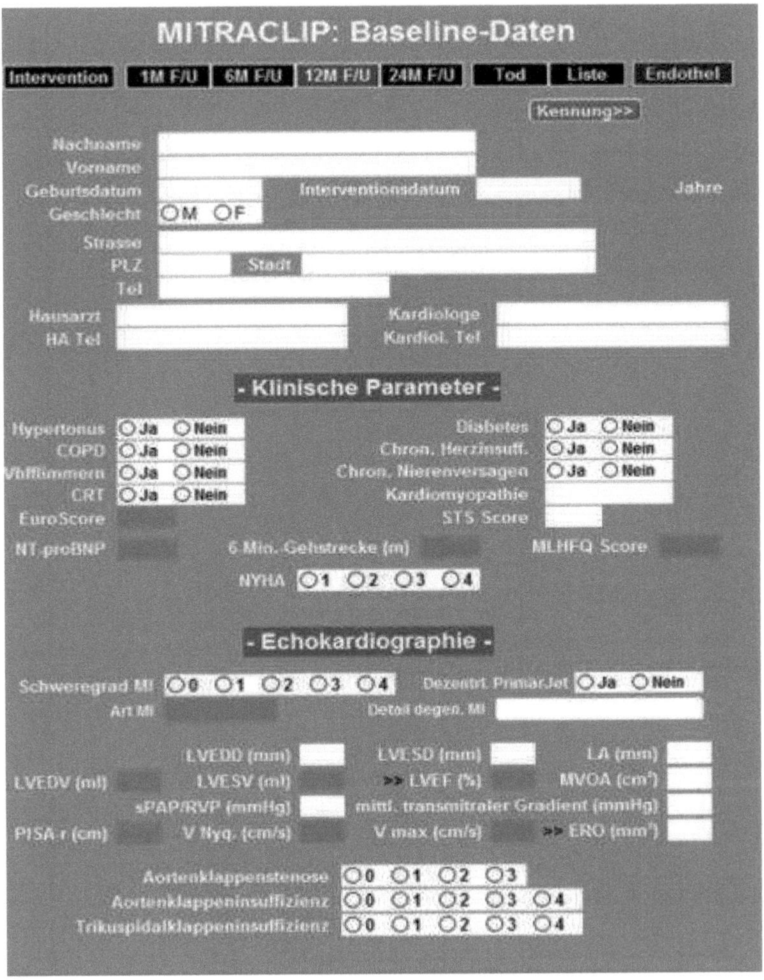

Abbildung 12 : File Maker 11 Pro™ - Maske (Baseline-Daten)

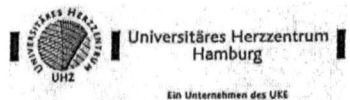

Patienteneinverständniserklärung

Einverständnis zur internen Auswertung:

Name, Vorname Patient	Geburtsdatum
Unterschrift	Datum
Name, Vorname behandelnder Arzt	Datum

Einverständnis zur übergreifenden Auswertung der Firma:

Name, Vorname Patient	Geburtsdatum
Unterschrift	Datum
Name, Vorname behandelnder Arzt	Datum

Abbildung 13: Patienteneinverständniserklärung

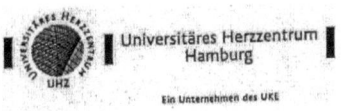

Datenschutzerklärung für Patienten

Sehr geehrter Herr/Frau _____

Sie sind bei uns, im Universitären Herzzentrum Hamburg GmbH, mit einem neuen Verfahren behandelt worden, über das Sie ausreichend informiert wurden und bereits Ihr Einverständnis gegeben haben.
Im Rahmen dieser Behandlung sind Nachuntersuchungen notwendig, um Ihren weiteren Krankheitsverlauf und den Erfolg der Behandlung zu untersuchen.

Neue Behandlungen sind natürlich immer im Interesse der Wissenschaft, daher möchten wir gerne die Daten, die bei Ihnen erhoben wurden pseudonymisiert (das heißt, dass Ihre Daten ohne Angabe von Namen und Geburtsdatum verarbeitet werden, aber aufgrund einer zugeteilten Nummer Ihrem Namen wieder zugeordnet werden kann) erheben und auswerten.

Die Informationen werden wir in eine Datenbank/Register aufnehmen (keine Verbindung zum Internet), um hier im Hause eine wissenschaftliche Auswertung durchzuführen.
Nach einer umfangreichen Aufarbeitung der Datenbank wird eine Publikation (Veröffentlichung von wissenschaftlichen Arbeiten) erfolgen. Diese Publikationen sind so aufgebaut, dass Ihre Daten nicht mehr Ihrer Person zuzuordnen sind.

Die Firma EVALVE, die das Medizinprodukt herstellt, das Ihnen implantiert wurde, plant ein offizielles Register zur übergreifenden Auswertung, auch in anderen Zentren.
Die Daten, die wir bis zu diesem Zeitpunkt von Ihnen gesammelt haben, würden wir auch gerne dort anonym mit aufnehmen. Eine Zuordnung zu Ihrer Person sind nur bei uns möglich.

Wir überlassen Ihnen die Möglichkeit einzuwilligen, ob Sie damit einverstanden sind Ihre Daten für die interne Auswertung, oder auch für die übergreifende Auswertung zur Verfügung zu stellen.

Sie können jederzeit im Verlauf der Nachuntersuchungen Ihr Einverständnis zur weiteren Aufzeichnung der Untersuchungsinformationen zurückziehen.
Die bis dahin erhobenen Daten verbleiben in der Auswertung bestehen.

Abbildung 14: Datenschutzerklärung für Patienten des UHZ

Hat Ihre Herzinsuffizienz Sie im vergangenen Monat an der von Ihnen gewünschten Lebensweise gehindert, dadurch dass...

		nein	sehr wenig	wenig	mittel	stark	sehr stark
1.	Schwellungen Ihrer Knöchel, Beine etc. auftraten?	0	1	2	3	4	5
2.	Sie sich tagsüber hinlegen oder hinsetzen mussten, um sich auszuruhen?	0	1	2	3	4	5
3.	Sie beim Gehen oder Treppensteigen Schwierigkeiten hatten?	0	1	2	3	4	5
4.	Sie bei der Haus- oder Gartenarbeit Schwierigkeiten hatten?	0	1	2	3	4	5
5.	Sie Schwierigkeiten hatten, außer Haus zu gehen?	0	1	2	3	4	5
6.	Sie Schwierigkeiten hatten nachts gut zu schlafen?	0	1	2	3	4	5
7.	Sie Schwierigkeiten hatten, mit Familie oder Freunden Kontakte zu pflegen oder gemeinsame Unternehmungen durchzuführen?	0	1	2	3	4	5
8.	Sie Schwierigkeiten hatten, Ihren Lebensunterhalt zu verdienen?	0	1	2	3	4	5
9.	Sie bei Freizeitbeschäftigungen, Sport oder Hobbys Schwierigkeiten hatten?	0	1	2	3	4	5
10.	Sie in Ihrem Sexualleben beeinträchtigt waren?	0	1	2	3	4	5
11.	Sie weniger von dem essen konnten, was Sie mögen?	0	1	2	3	4	5
12.	Sie unter Kurzatmigkeit litten?	0	1	2	3	4	5
13.	Sie müde, erschöpft oder energielos waren?	0	1	2	3	4	5
14.	Sie im Krankenhaus bleiben mussten?	0	1	2	3	4	5
15.	Sie Geld für Ihre medizinische Versorgung bezahlen mussten?	0	1	2	3	4	5
16.	Sie unter Nebenwirkungen Ihrer Medikamente litten?	0	1	2	3	4	5
17.	Sie sich als Belastung für Ihre Familie oder Freunde empfanden?	0	1	2	3	4	5
18.	Sie das Gefühl hatten, weniger Kontrolle über Ihr Leben zu haben?	0	1	2	3	4	5
19.	Sie sich Sorgen machten?	0	1	2	3	4	5
20.	Sie Schwierigkeiten hatten, sich zu konzentrieren oder sich an etwas zu erinnern?	0	1	2	3	4	5
21.	Sie sich deprimiert fühlten?	0	1	2	3	4	5

Abbildung 15 : Quality of Live - Minnesota Living with Heart Failure [36-39]

Abbildung 16 (siehe Seite 27 im Text): Aufspaltung des Vorläuferproteins proBNP in die Markerpeptide NT-pro-BNP (NT-proBNP) und BNP (BNP)

Abbildung 17 (siehe Seite 28 im Text): Zusammenhang zwischen dem NYHA-Stadium und der Höhe der Plasmakonzentration von BNP

Abbildung 18 (siehe Seite 34 im Text): Übersicht der ersten 104 am UHZ mittels MitraClip® behandelten Patienten

Abbildung 19 (siehe Seite 38 im Text): Klinische Ergebnisse beim Follow-up anhand von ausgewählten klinischen Parametern mittels Box- Plots

Abbildung 20 (siehe Seite 41 im Text): Kaplan-Meier Kurven der unerwünschten Ereignisse innerhalb des 12-monatigen Follow-ups

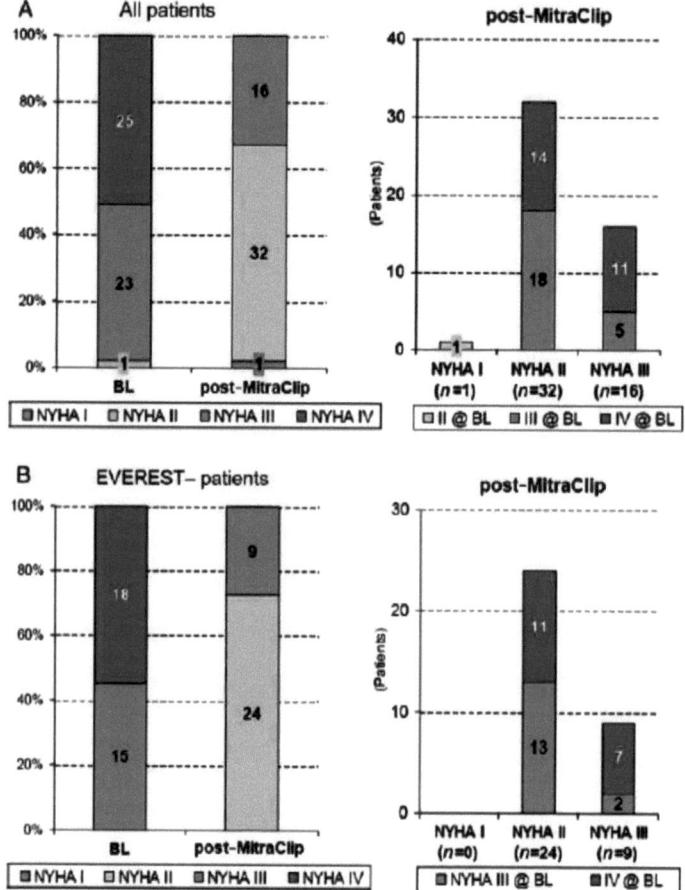

Abbildung 21: Verteilung der NYHA-Klassen präprozedural (Baseline, links) sowie nach erfolgreicher Implantation des MitraClip® (rechts). Die Zahlen innerhalb der Balken entsprechen der Patientenanzahl. A: UHZ-Patienten (n=49); B: EVEREST-Patienten (n=33)

9 Tabellen- und Abbildungsverzeichnis

Tabellenverzeichnis

Tabelle 1	Ausgangswerte (Baseline) der Patientencharakteristika (vor MitraClip® Therapie)
Tabelle 2	Ausgewählte Patientencharakteristika mit signifikanten Unterschieden im Vergleich zu EVEREST II - Ergebnissen
Tabelle 3	EVEREST II: Einschluss- und Ausschlusskriterien
Tabelle 4 (siehe Seite 25 im Text)	Auswertung des MLHFQ und dessen 3 Dimensionen
Tabelle 5	Indikationen für den 6-Minuten- Gehtest nach Enright et al., 2003
Tabelle 6 (siehe Seite 35 im Text)	Prozedurdauer (PD) mit Implantationszeit (IZ) und Terzilen (T1-T3) der behandelten Patienten
Tabelle 7	Akute Ergebnise nach erfolgter MitraClip® Prozedur
Tabelle 8	Einfluss des präprozeduralen MI-Schweregrades auf klinische Parameter bei erfolgreich therapierten Patienen
Tabelle 9	Klinische Resultate bei Patienten mit einer frustranen MitraClip®-Implantation

Abbildungsverzeichnis

Abbildung 1 (siehe Seite 5 im Text)	Klassifikation der Mitralinsuffizienz nach Carpentier et al., 1983
Abbildung 2 (siehe Seite 6 im Text)	3D-TTE Bild der Mitralklappe während der Diastole (a) und das anatomische Äquivalent mit Blick aus dem linken Vorhof (b)
Abbildung 3 (siehe Seite 9 im Text)	MitraClip System® mit 3 Hauptkomponenten und Steuerelementen
Abbildung 4 (siehe Seite 10 im Text)	Führungskatheter mit dem Clip-Trägersystem und dem Implantat
Abbildung 5 (siehe Seite 11 im Text)	MitraClip Implantat® (Device) mit Darstellung der Arme (Arms) und Greifer (Gripper)
Abbildung 6 (siehe Seite 11 im Text)	Steuereinheit des Clip-Übertragungssystems)
Abbildung 7 (siehe Seite 14 im Text)	Kardiochirurgische Therapie der Mitralklappeninsuffizienz mit der Double-orifice Technik nach Alfieri. et al. (2001) im Bereich A2 und P2 der Mitralklappe
Abbildung 8 (siehe Seite 15 im Text)	Ablauf der MitraClip®-Implantation
Abbildung 9 (siehe Seite 16 im Text)	Anatomischer Voraussetzungen der Mitralklappe für eine optimale MitraClip® Implantation nach Feldman T et al, 2009
Abbildung 10	EUROSCORE II interactive calculator Stand 2012
Abbildung 11	STS Risk Calculator - Stand 2012
Abbildung 12	File Maker 11 Pro™ - Maske (Baseline-Daten)
Abbildung 13	Patienteneinverständniserklärung
Abbildung 14	Datenschutzerklärung für Patienten des UHZ
Abbildung 15	Quality of Live - Minnesota Living with Heart Failure

Abbildung 16 (siehe Seite 27 im Text)	Aufspaltung des Vorläuferproteins proBNP in die Markerpeptide NT-pro-BNP (NT-proBNP) und BNP (BNP)
Abbildung 17 (siehe Seite 28 im Text)	Zusammenhang zwischen dem N Stadium und der Höhe Plasmakonzentration von BNP
Abbildung 18 (siehe Seite 34 im Text)	Übersicht der ersten 104 am UHZ mittels MitraClip® behandelten Patienten
Abbildung 19 (siehe Seite 38 im Text)	Klinische Ergebnisse beim Follow-up anhand von ausgewählten klinischen Parametern mittels Box-Plots
Abbildung 20 (siehe Seite 41 im Text)	Kaplan-Meier Kurven der unerwünschten Ereignisse innerhalb des 12-monatigen Follow-ups
Abbildung 21	Verteilung der NYHA-Klassen präprozedural sowie nach erfolgreicher Implantation des MitraClip®

11. Abkürzungsverzeichnis

ACB-Operation	Aorto-Coronare-Bypass-Operation
ACE-Inhibitor	Angiotensin-converting enzyme Inhibitor
AML	Anteriores Mitralklappensegel
AT_1-Antagonist	Angiotensin-II Rezeptor- Subtyp-1- Antagonist
BL	Baseline
CRT	Kardiales Resynchronisationstherapie-System
CW-Doppler	continuous wave –Doppler
ESC	European Society of Cardiology
EUROSCORE	European System for Cardiac Operative Risk Evaluation
EVEREST	Endovascular Valve Edge-to-edge Repair STudy
F/U	Follow-up
HMV	Herzminutenvolumen
IQR	Interquartilsabstand
IZ	Implantationszeit
KI	Konfidenzintervall
LVEDV	Linksventrikuläres enddiastolisches Volumen
LVEF	Linksventrikuläre Ejektionsfraktion

LVESD	Linksventrikulärer endsystolischer Diameter
LVESV	Linksventrikuläres endsystolisches Volumen
LVOT	Linksventrikulärer Ausflusstrakt
MC	MitraClip®
MI	Mitralklappeninsuffizienz
MLHFQ	Minnesota Living with Heart Failure Questionnaire
MÖF	Mitralklappenöffnungsfläche
NT-proBNP	N-terminal pro-brain natriuretic peptide
NYHA	New York Heart Association
PD	Prozedurdauer
PML	Posteriores Mitralklappensegel
RAAS	Renin-Angiotensin-Aldosteron-System
ROC-Kurve	Receiver Operating Characteristic- Kurve
STS	Society of Thoracic Surgeons
SV_{tot}	totales Schlagvolumen
TEE	Transösophageale Echokardiographie
TTE	Transthorakale Echokardiographie
UHZ	Universitäres Herzzentrum Hamburg-Eppendorf
6-MWT	6-Minuten-Gehtest

12. Danksagung

An der Entstehung und Zusammenstellung der Arbeit waren viele Menschen beteiligt, bei denen ich mich sehr gerne bedanken möchte.

Bei Prof. Dr. Stefan Blankenberg möchte ich mich für die Möglichkeit bedanken, in seiner Abteilung diese Arbeit zu verwirklichen.

Mein besonderer Dank gilt Dr. Olaf Franzen und Prof. Dr. Stephan Baldus für die Überlassung und die Föderung dieser Arbeit sowie für die angenehme Zusammenarbeit.

Bei Dr. Michael Schlüter und Dr.Volker Rudolph möchte ich mich herzlich für Ihre Unterstützung, die zahlreichen wertvollen Anregungen sowie für die Beratung und Zusammenstellung der statistischen Berechnungen bedanken.

Frau Kathrin Heitmann möchte ich für die engagierte Unterstützung bei der Datenerfassung und der umfangreichen Patientenbetreuung danken.

Mein ganz besonderer Dank gilt selbstverständlich meinen Eltern und meinen Freunden, die mich stets motiviert, unterstützt und gefördert haben und die maßgeblich an der Entwicklung und Fertigstellung dieser Arbeit beteiligt waren.

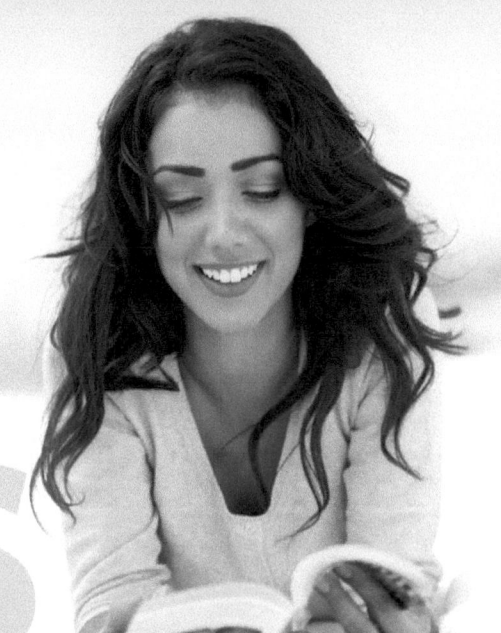

i want morebooks!

Buy your books fast and straightforward online - at one of world's fastest growing online book stores! Environmentally sound due to Print-on-Demand technologies.

Buy your books online at
www.get-morebooks.com

Kaufen Sie Ihre Bücher schnell und unkompliziert online – auf einer der am schnellsten wachsenden Buchhandelsplattformen weltweit! Dank Print-On-Demand umwelt- und ressourcenschonend produziert.

Bücher schneller online kaufen
www.morebooks.de

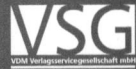

VDM Verlagsservicegesellschaft mbH
Heinrich-Böcking-Str. 6-8
D - 66121 Saarbrücken

Telefon: +49 681 3720 174
Telefax: +49 681 3720 1749

info@vdm-vsg.de
www.vdm-vsg.de

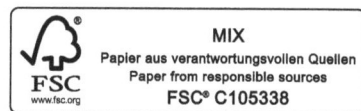

Printed by Books on Demand GmbH, Norderstedt / Germany